福島雅典
Masanori Fukushima

科学という名の信仰

新型コロナ「ワクチン」政策を問う

岩波書店

はじめに

パンデミックの始まり

忘れもしない2020年新春、当時私の研究所で、主席研究員だった神経内科医の周玢博士はN95マスクをつけて現れた。最高性能の医療者用マスクだった。研究室でもマスクを全く外さないので理由を聞くと、「新型肺炎は日本にも既に上陸してると思う」という。

新型コロナウイルスパンデミックの始まりだった。

2月にさしかかるや、日本でも感染者が出始め日に日に拡大していった。中国の状況は、周先生から彼女の医師仲間を通じて刻々知ることができた。既に診療ガイドラインも出来ているという。直ぐに中国の診療ガイドライン最新第2版を翻訳してもらって2月には研究所のホームページにあげた。

メディアにも行政にも知らせたが、本当に反応が鈍かったことを覚えている。

そんな頃、私が編集委員を務める臨床評価誌の編集長栗原千絵子先生から新型コロナウイルス感染症について一般の人たち、医療関係者に知らせるべきことを何か書いてほしいと頼まれた。実に本書の執筆はここに淵源する。その時彼女に電話で言ったことを思い出す。

「この新型肺炎については、私の頭の中ではもう終わっている、間質性肺炎を早期に診断してステロイドを投与すればよい、あまり気乗りしないな」「そんなこと言わずに書いてください、先生しか書けないでしょう」、そう言われて直ぐにしたためたのが、「新型コロナウイルス関連肺炎に罹らないために〜一人一人が気を付けるべきこと、新しい社会の建設に向けて〜」と、「新型コロナウイルス関連肺炎重症化への対処について」の2篇であった。今また頼まれてもほぼ同じ記述をするだろう。


政府の対策について、感染症専門医だけではなく、間質性肺炎、血栓症を熟知する呼吸器内科専門医、血液内科専門医を中心に一流の臨床医を結集するように内閣府にも進言した。

私が信頼する当時の辣腕首相補佐官は厚生労働省(以下、厚労省)責任者に直ぐに伝えてくれたが、感染症法に基づく厚労省の指揮による自治体保健所主導体制はその後何も変わらなかったのであった。

政府が法によって定められた正規の手続きを経て決めた方針は容易には変えられないのである。我が国の診療ガイドラインはそれから約半年後に発行され、その間、診療現場での治療方針は試行錯誤を繰り返し、多くの患者さんたちが亡くなった。我が国の診療ガイドラインが発行されて、ようやく多くの医師が新型コロナ肺炎への対処法に慣れてきて死亡率は激減した。しかし思い起こせば、正しく潮が引いてまた満ちてくるように、ＣＯＶＩＤ‐19感染波は繰り返し、全世界でほぼ同期しながらその規模を拡大していった。

医師科学者として

我が国でも欧米から少し遅れて2021年2月に大慌てで「ワクチン」接種が始まったが、人類初のMessenger RNA脂質ナノ粒子(mRNA-LNP)製剤「ワクチン」に全世界は、あたかも待望の救世主が現れたかの如くその効果に期待した。私は、臨床評価誌2021年第1号に巻頭言において、「**はっきり言おう、「ワクチン」で新型コロナウイルスパンデミックが解決できると思うのは妄想である。よくよく考えよ！**」と断じた。

「ワクチン」が始まって、半年もたたないうちに次々と「ワクチン」接種後の死亡例が厚労省に報告されるようになった。5月だったか6月だったか私は、某大手新聞の記者に「ワクチン」接種後死亡は今のままいくと、夏には1000人に達する可能性があると電話で伝えたが、馬耳東風であった。わが国の医学部に初めて、医薬品の副作用被害拡大防止と適正使用の科学である薬剤疫学講座を立ち上げた人間として決して坐視できない状況となった。

こうして私は特に医療現場も、教育現場も退いている身でありながら、COVID-19パンデミックを一臨床科学者として観測し続けることになった。その時々に、必要な事は論文として、専門誌である「臨床評価」に発表してきた。これら全てをまとめて『COVID-19パンデミックと向き合った1000日』と題し2023年初秋に出版して私の知る多くの医師・研究者に届けた。

本書は、その出版論文を基礎として、改めてこの人類未曽有のパンデミックを振り返って、わが国の政府行政そして医療関係者がどのように対処してきたか、私の目を通して目撃したところをつぶさに証言しながら、我が国の国是である、科学・技術立国のあり方まで論及するものである(1)。

科学という名の信仰

〝歴史から学ばぬ者に未来は無い。歴史に目を瞑る者は、ついに現在を観る眼をも失う〟


いつ頃からか、折に触れて私はこの箴言を記したスライドを用いて講義してきた。

薬害防止の科学の講座を、わが国の医学部で初めて立ち上げた者として、過去の薬害こそ、教育の根底をなす教材であり、そこからどのような知識を得て将来に活かすか、有効な科学体系を作らなければ、薬剤疫学の存在意義が問われることになるだろう、そんな思いからだった。

薬害エイズの経験から、厚労省(厚生省)は「二度と薬害を起こしません」と誓って、厚労省の玄関前の庭のコーナーに〝誓いの碑〟まで建て、そして、新しい薬を市場に出したときに、全例調査を実施できる世界に冠たる制度まで作った。

命の尊さを心に刻みサリドマイド、スモン、HIV感染のような医薬品による悲惨な被害を再

び発生させることのないよう医薬品の安全性・有効性の確保に最善の努力を重ねていくことをここに銘記する

千数百名もの感染者を出した「薬害エイズ」事件

このような事件の発生を反省しこの碑を建立した

平成11年8月　厚生省

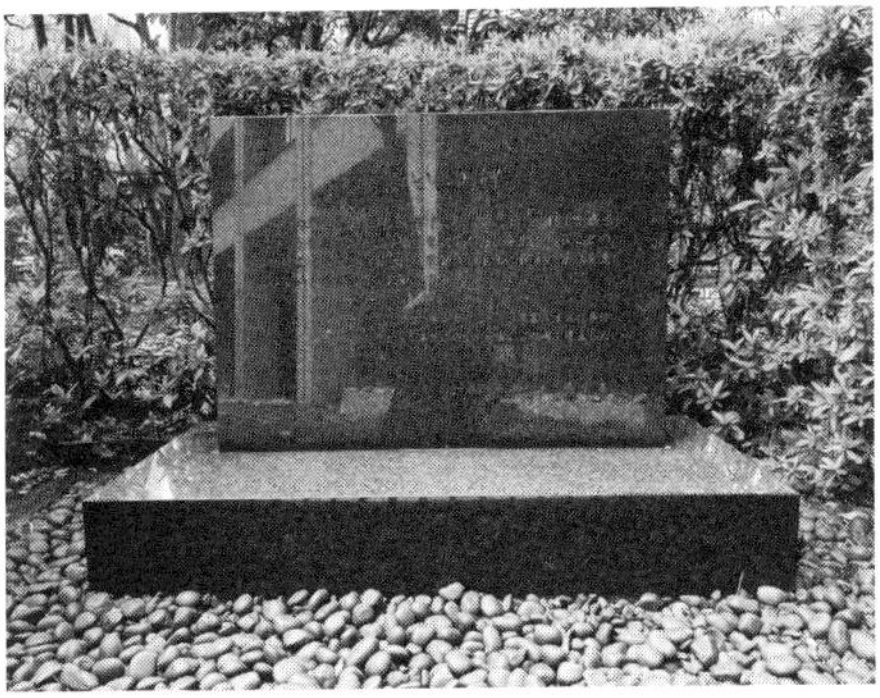

誓いの碑

しかしながら、厚労省は、新型コロナウイルス感染症（COVID-19）パンデミックに対して、臨床試験がまだ終わってもいない段階の、つまり研究段階の、かつ、従来とは全く異なる、医学的には人体への作用が全く未知であったMessenger RNA脂質ナノ粒子製剤を「ワクチン」と称して、ほとんどの国民への接種を推し進めてしまった。

本節の冒頭に掲げた箴言を痛いほど、否、自身の人生観を覆させられるほど深刻に思い知ることになろうとは、やはり歴史というものを私自身も甘く見ていたと言うべきか、ほとんど茫然自失とでも言うしかない。

しかし、私は医師として、科学者としてこの現実と向き合わざるを得ない。

歴史は繰り返すとか、歴史は韻を踏むとか、誰もが口にするあまりにも陳腐なことであるが、いつまでもそれで良いのだろうか？

これは人間社会の、人類の宿命なのだろうか？

世代交代が起こるまでもない期間に同じようなことが繰り返される。

否、物事の決定をなす組織の中における世代交代がやはり問題かもしれない。その世代が学んだことを、次の世代に適切に正しく引き継いでいないということが、やはり大きな原因ではないのか？

本書は、私が医師として、科学者として目撃したＣＯＶＩＤ–19パンデミックにおける政府及び人々の対応、すなわち判断と行動についての証言と、洞察である。

ＣＯＶＩＤ–19パンデミックと向き合った１０００日から学びとったことは、本書の表題である〝科学という名の信仰〟という言葉であった。

「科学は真理である」という言葉がある。人々は意外に思うかもしれないが、これは間違いである。科学は森羅万象・自然界の姿を、その時点の人間の観測技術と人間の思考によって理解し、それを記述することに過ぎない。

今、地動説を誰も疑わないが、ガリレオ・ガリレイは地動説を唱えたために異端審問に2度もかけられた。そう、天動説すなわちプトレマイオスの天文体系は１５００年もの間、定説となり、人々はそれを信じてきたのであった。

本書をもって私が読者に問いかけたいのは、アプリオリに科学の、科学者の提示する説をあるいは説明を鵜呑みにしてはならないということである。科学を適用して、技術を開発するのは人間の業である。(2)

20世紀初頭のスペインの哲学者、オルテガ・イ・ガセットはその著『大衆の反逆』で、現代社会で最も厄介なのは、科学者であると喝破していた。

量子力学の創始者、エルヴィン・シュレディンガーはその著『科学と人間性』の中で、『大衆の反逆』を読むことを強く勧めている。

私は、今回一体何が人間社会、人類に起こったのか、起こっているのか、何故に、このようなことが起きてしまうのか？　新型コロナウイルス「ワクチン」による健康被害を直視しつつ、人間にとって「科学と技術とは何か？」を深く問いかけたい。

注

(1) iii〜vi頁の記述につき、福島雅典編『COVID-19パンデミックと向き合った1000日〜一臨床科学者の記録：新型コロナウイルス感染症関連　福島雅典論文集』臨床評価別刷(Vol. 48, No. 1, 2020—Vol. 50, No. 4, 2023)(https://www.lhsi.jp/covid-19_pandemic_1000days/)。

(2) 認識・概念などが後天的な経験に依存せず、それに論理的に先立つものとして与えられていること『大辞林〔CD-ROM版〕』(三省堂、1993年)。

目次

序章　日本の「ワクチン」政策を問う

科学・技術立国とは相容れない現実

革命的創薬技術の実用化の先鞭として華々しく登場した Messenger RNA 脂質ナノ粒子(mRNA-LNP)製剤。我が国は、人類初めての mRNA-LNP 製剤を新型コロナウイルス「ワクチン」と称して全国民のほぼ80%に2回接種、60%に3回目の接種、さらに2024年現在まで、4回目、5回目、6回目、そして7回目と接種を続けたのであった。この「ワクチン」の短期間繰り返し接種によって一体全体、実際に人々の心身に何が現実に起こった／ているのか？　頭を冷やして現実をよく見つめてみようではないか。

予防接種法に基づく医療機関から厚労省に上がっている「ワクチン」接種後死亡報告事例は2023年10月29日報告分までで、ファイザー社、モデルナ社製合わせて2130件にも上る。そのほとんどが「ワクチン」接種後1週間以内に死亡、これは、全「ワクチン」接種者数を1億人とすれば、その0・002%、おおよそ10万人に2人強となる。この割合はちょうど、指定難病、筋萎縮性側索硬化症(amyotrophic lateral sclerosis：ＡＬＳ)の罹患率に相当する(https://www.nanbyou.or.jp/entry/52)。「ワクチン」接種後の死因の26%を占める血管系障害の内訳は、心筋梗塞を筆頭として、急性心筋梗塞、続いて、脳出血、くも膜下出血、脳梗塞、大動脈解離、等々と続き、死因の23%を占める心臓障害の筆頭は驚くべきことに心肺停止で、急性心不全、心不全が続く。[(1)] 信じがたい事実として、「ワクチン」接種後5日目に心筋の横紋筋融解症による急性心不全で突然命を絶たれた28歳健常男性もいる。[(2)] 現実にこのようなことが身近に起こり、人づてにも聞こえてくる。ネットをひらけば、有名人を含む多くの「ワクチン」被害者事例が目に飛び込んでくる。

かつてこのような理不尽・不条理があったであろうか？　新型コロナウイルス感染症に罹って命を落とすのではなく、国の奨めに従って「ワクチン」を打って、それがために突然、生命を絶たれる。仕事ができなくなってしまう。このようなことを誰が想像しただろうか？　そして、誰もがそれに口をつぐむ。

政府、厚労省はもとより、新聞、テレビ、あまつさえ関係する全学会もが、黙っている。まるで無かったかの如く。Kafkaesque(extremely unpleasant, frightening, and confusing, and similar to situations described in the novels of Franz Kafka. フランツ・カフカの小説で描かれたような、極度に不快な、驚愕し、狼狽するような状況)。しかしこれは小説の世界の話ではない。

mRNA-LNP製剤接種後のおびただしい数の死亡、その不都合な事実。紛れもなく、これは人類未曽有の薬害、否、惨禍(忌まわしい災い)が人為的にもたらされたのである。

わが国の国是である科学・技術立国のあり方とはおよそ相容れない現実をどう受け入れて良いのか？　我が国は薬害の長い歴史から十分に学んだはずではなかったか？

一体全体、このようなことがなぜ起きたのか？

まず初めに、私たちは何を反省し、ここから何を学ばなければならないか？

〝過ちて改めざる、これを過ちという〟、これは孔子の言葉である。

スペイン出身のアメリカの哲学者、サンタヤーナは〝過去を記憶できない者は、過去を繰り返すよう運命づけられている〟と述べた。

私は強く言いたい。〝歴史から学ばぬ者に未来は無い。歴史に目を瞑る者は、ついに現在を観る眼をも失う〟のだ。

温故知新

いま、あらためて直近の大薬害、イレッサ事件を思いだしてみよう。ぜひ読者諸兄にはインターネットで〝イレッサ事件〟をキーワードとして検索してみていただきたい。生前、厚労省大臣官房審議官、PMDA（医薬品医療機器総合機構）理事として、ICHGCP導入、医薬品審査体制の強化に尽力され、現在の医薬品開発の基を築いたわが盟友、一般財団法人レギュラトリーサイエンス財団、前理事長故土井脩氏によるその総括記事が「薬事温故知新」の表題のもとにまとめられている(3)。温故知新は厚労省の重鎮であった土井氏の口癖であった。

イレッサは、分子標的抗がん薬の先鞭を切った鳴物入りの抗がん薬で、わが国が世界に先駆けて最初に承認した。マスコミはこぞって画期的医薬品として賞賛した。しかしながら、否、案の定、2002年7月5日に承認され、市販まもなく、投与を受けた患者さんが次々と間質性肺炎で亡くなり大きな薬害になった。結果として、すぐに死ぬことなどはあり得なかったがん患者さん約700有余人がイレッサ®(ゲフィチニブ)で亡くなった。

私は当時、京都大学にわが国初の薬剤疫学講座を開設、厚労省から現役の医薬品審査課長I氏を非常勤講師として招いていたが、彼に「この薬は承認してはならない」と進言していた。理由は、その年の春に開催された米国臨床腫瘍学会(American Society of Clinical Oncology, ASCO)でのゲフィチニブに関する発表予定演題を学会開催1週間前になって取り下げた事実があったからである。検証的臨床試験では効果が実証されず、演題を取り下げたのだった。結局、FDA(米国食品医薬品局)は承認を保留したのにもかかわらず、厚労省はこれを承認した。私の審査課長への警告は黙殺されたのであった。

私は、イレッサが間違いなく重大な薬害を起こすことを見抜いていたので、当時大学院修士学生、現在、京都大学准教授の西村勉君に「薬剤疫学の実習として非常に良い題材だから、一緒にウォッチしていこう」と言って、論文にまとめて出版した(https://www.ncbi.nlm.nih.gov/pmc/articles/PMC4155619/)。

日本において、ゲフィチニブによって引き起こされた間質性肺疾患の教訓、審査、ファーマコビジランス、そして規制上の意思決定プロセスにおける問題をデータに基づいて論述し、結論として次のように述べた。さらなる薬剤による被害を食い止めるために、合理的な解決策として、薬剤服用者の全例レジストリー調査を義務化するべきである、と。

続いて同種同系薬のエルロチニブが開発されて審査承認されたが、それについても西村君は論文にした。「ゲフィチニブによって引き起こされる間質性肺疾患からの教訓：日本におけるエルロチニブのファーマコビジランス」と題し、その結論には、エルロチニブにおいて市販後の致死的な有害反応が市販前臨床試験でのそれよりも少ない事実は、我々がゲフィチニブに対して勧告した方法がエルロチニブに対しては厳格に適用されたことで説明できる、と指摘した(https://content.iospress.com/articles/international-journal-of-risk-and-safety-in-medicine/jrs475)。

イレッサ事件は、もちろん、このような学術的な活動で締めくくられるものではあり得ない。当然のことながら、大訴訟になった。第3章でも記すように私は、原告側の証人として、大阪地裁及び東京地裁でそれぞれ5時間に及ぶ証言をした。その記録は、薬害イレッサ西日本弁護団の弁護士の方々によって冊子としてまとめられた。私はこれを次のメッセージを添えて各方面にお配りした。

「薬害は、偶々、不運にして起こるものでも、不可抗力によるものでもありません。人為的原因によって起こり、そして繰り返されます。しかしながら、薬害は確実に防止できます。すでにその方法は確立していますが、医薬品の開発、審査、施薬にかかわる人々が歴史に学ばず、傲慢に住し、科学を適切に実践しないままでは薬害は繰り返されます。」

「ワクチン」政策の実態

さて、mRNA-LNP製剤は、その化学的・生物学的原理から、重大な副作用が予想されていた。発せられた警告はことごとく無視され、警告する者は「反ワク」とレッテルを貼られて貶められた。まさに異端者迫害を彷彿とさせる様を呈した。

冷静な科学的議論は、「有事」という言葉に影を潜めてしまった。イレッサの時と同じように私は「ワクチン」接種が始まってから、その副作用報告を固唾を飲んで見守っていた。

案の定、厚労省には、「副反応疑い」として死亡報告が着実に上がっていった。接種が始まって数か月も経たないうちに「ワクチン」接種による死亡率として0・0017%がはじき出された。これは推計学的に極めて精度の高いレベルであったが、現時点で全体としては、前述したように死亡率は0・002%である。この死亡率の値について、注意しなければならないことは、これはあくまで厚労省に報告のあった数値であるということだ。氷山の一角である可能性が高いと見てよい。厚労省の報告に挙げられていない、泣き寝入りの家族は多く、おそらく実質死亡率はこの数倍と推測されるのである。こんなにたくさんの人が亡くなっているのに、医学界、医師会、マスコミ、世間はなぜ沈黙するのか全く理解に苦しむところである。

厚労省は薬害エイズ事件後、「二度と薬害を繰り返しません」と誓った。今から25年前、1999年8月のことである。薬害は20世紀で根絶されているはずだった。その手前、厚労省・国は薬害を起こしてはならぬことになるが、だからといって、どんな薬害も、たとえそれを起こしても、それはなかったことにしなければならない、とでも言うのだろうか？

おそらくそういう強迫観念はあるかもしれない。イレッサ事件においては、現職の厚労省課長が自ら原稿を作成して複数の学会に声明を出させるなど、死に物狂いで司法妨害さえ行った。しかしながら、今回の「ワクチン」による惨禍を、大手新聞、テレビ等国を挙げてひた隠しに隠す。その実態はイレッサの比ではない。

悪事はいつか明るみに出る。ついに綻びが出てしまった。２０２３年5月15日のＮＨＫの報道番組「ニュースウオッチ9」で「ワクチン」接種後の悲惨な死亡者の遺族からの訴えをＮＨＫ記者は取材したにもかかわらず、なんと「コロナ感染による死亡者」と事実を偽って報道したのだ。遺族は激怒してＮＨＫに抗議した。ＮＨＫ側は謝罪せざるを得ないはめになったのであった。因果はめぐる。ほとんど時期を同じくして14歳の女子中学生が「ワクチン」接種後に劇症心筋炎による心不全で急死したことが論文として公開され、Ｙａｈｏｏ！ニュースなどで報道された。しかし大手テレビメディアはこれを封印している。明らかにこの国に何かおかしいことが起きている。

それは、「ワクチン」接種後の死亡を隠さなければならない、そうしなければならない理由があるからと考えてよい。これは、国家による情報統制ではないのか。別の言葉で言えば、検閲ではないのか。検閲は、日本国憲法第21条で禁止されている行為であるにもかかわらず、それが公器である報道機関において行われているのではないのか。もしそうだとすれば、徹底した情報統制をせねばならぬ抜き差しならない理由があるのだろうが、一体それは何なのだろうか。

検証のポイント

我々は今、新型コロナウイルスパンデミックに対する「ワクチン」戦略の検証期に入っている。

物事のあるがままを見るのが科学者のあるべき姿勢である。「薬物は人体にとってほとんど常に異物であり、副作用のない薬は無い」。これは薬の使用にあたっての鉄則である。mRNA-LNP製剤についてもこれは真である。

私は、編集委員を務める臨床評価誌の2021年新春の巻頭言において、〝新型コロナウイルスパンデミックを「ワクチン」で解決できると思うのは、妄想である〟と断じた。

現時点で分かっている生物原理に照らして洞察するならば、これは容易に導かれる予想であった。案の定、新型コロナウイルスは次々と変異し、「ワクチン」接種率が全国民の80％を超えても、なお幾度もの感染の波が押し寄せ、感染拡大が収まらなかった。それどころか、前述したように、これまでに2000人を超す「ワクチン」接種後死亡が報告されており、「ワクチン」接種健康被害者は数万人に達する。あえて言おう。これらの死亡も健康被害も防ぐことはできた。すなわち予見可能かつ危険回避可能であった。

今まさに我々は、データドリブンサイエンスとして、リアルワールド・データをオープンサイエンスベースで解析して新しい知識を見いだすことができる時代にいる。これは天意としか思えない。新型コロナウイルスの感染状況や「ワクチン」接種状況について、そしてアウトカムについて、我々はほぼリアルタイムで把握することが可能であった。真摯にその科学的作業に取り組まなかったのは怠慢以外の何者でもない。

米国の民間団体がファイザー社に対して起こした裁判で2021年に勝訴し、FDAに提出した資料が裁判所の命令によって公開された。1291に達する、ありとあらゆる疾患、ありふれた疾患から希少難病にわたる多種多様な疾患が有害事象として報告されていたのであった。この世にも信じがたい驚愕する事実を突き付けられた今、mRNA-LNP製剤は科学の無謀な技術応用であったと断じざるを得ない。このような悪魔の所業「evil practice of science」による惨禍にどう立ち向かうか？

これを問うとき、医師・科学者として奈落の底に突き落とされた思いに駆られる。

改めて、科学者としてのあり方を謙虚に振り返りたい。

Scientists explore the world as it is, not as they would like it to be.(科学者は森羅万象を、そうあって欲しいようにではなく、そのあるがままを探求する。)

DNAの二重らせん構造の発見でノーベル賞を受賞したジェームズ・ワトソンは彼のゲノムに関する新著のキャンペーン講演で「アフリカの将来はゲノム的に暗い」と発言し、その人種差別的、優生学的姿勢を厳しく批判されたが、その際に発せられたのがNature Editorial(https://www.nature.com/articles/449948a)のこの言葉である。

注

（1） 福島雅典＝平井由里子＝中谷英仁＝西村勉「COVID-19ワクチン接種後の死亡と薬剤疫学的評価の概要：全国民ベースの概観と提案」福島・前掲「はじめに」注（1）83～84頁。

（2） 福島雅典＝菊池貴幸＝平井由里子「新型コロナウイルスワクチン接種者及び全医療関係者への警告と要請～新型コロナウイルスワクチン接種後5日目に心筋の横紋筋融解症によって突然死亡した28歳健常男性の事例をもとに」福島・前掲「はじめに」注（1）107～108頁。

（3） 「薬事温故知新」Vol. 42, No. 13「イレッサ事件」(https://www.pmrj.jp/publications/pub01_09.html)。

第一章　「ワクチン」接種後死亡の現実

私が意見書を書いた3人のケース

ケース1：6か月の赤ちゃんを残して突然逝ってしまった車のディーラー（28歳男性）
ケース2：退職後も学術活動を続けていた国立大学名誉教授で、緊急手術して一命を取り留めたものの慢性疲労症候群にかかり、全身倦怠、認知機能低下で日常が崩壊してしまった（79歳男性）
ケース3：有料老人ホームで穏やかに暮らしていたアルツハイマー型認知症の例（90歳女性）

この3人の「ワクチン」接種前、「ワクチン」接種後について、ご遺族やご家族の記録や話していただいた内容そのままをここで紹介する。併せて私がメールで相談を受けた、「ワクチン」接種後にクロイツフェルト・ヤコブ病を発症し3か月で亡くなった74歳女性、そして、私自身の身近に起こった61歳の男性の突然の心肺停止の2つのケースを紹介する。

これらの例は、決して人ごとではない。いつ自分自身に、身内に起こっても何ら不思議ではなかった話なのだ。

おそらく、読者の中にも、自分の肉親や知人、あるいは、職場で死亡に至らなくても、体調が芳しくない中で生活を営んでいる人や、急に体調を崩して医師にかかっているという人がいるのではないだろうか。自分自身がその目にあって、初めて人は、自身の現実として受け止めることができる(拙著『医療不信――良い医者は患者が育てる』同文書院、１９９３)。それまでは、所詮、人ごとなのである。

私自身の「ワクチン」への対応、子ども達への助言と各人の対応と結果、顚末については次の章で詳しく述べたい。

ケース１：２回目接種５日後、心不全で死亡

１３５５番。私はこの番号を一生忘れることはないだろう。

ホロコーストで犠牲になったユダヤ人の腕に入れ墨された番号を思い出さずにはいられない。名前のない番号、上下罫線で仕切られ、年齢と「ワクチン」接種日、報告された死因、そして次にワクチンと死亡との因果関係評価〝γ〟なる記載が続く。

「ワクチン」接種開始以降に厚労省に届けられた「ワクチン」接種後死亡事例厚労省リストにある１３５５番である。２０２４年３月末日現在、この番号は２１３４番まで膨らんでいる。１３５５番の主、当時28歳であったSさんは、２０２１年11月11日ファイザー社「ワクチン」の２回目を打って

5日目に亡くなられた。ご遺族は予防接種健康被害救済制度に基づいて必要書類を揃えて同12月16日には市に救済申請し、翌2022年4月1日には地元の大学法医学教授による調査法解剖結果報告書をも厚労省に提出したが、その後も何の音沙汰もなく、虚しく日が過ぎていた。

2022年6月に入ったある日、私は、獣医をしている私の末娘から電話を受けた。「ワンちゃんのクライアントのお姉さんの息子さんが、「ワクチン」を打った後に亡くなってどうしていいのかわからないというから、相談に乗ってあげて」と言う。

亡くなったSさんご遺族がオフィスに訪ねて来られたのは7月10日午後であった。亡くなられたご本人のお父さんとお母さん、そしてお嫁さんと胸に抱かれている1歳になったばかりの幼児の4人の姿は目に焼き付いている。

亡くなったSさんのお父さんから話を聞いた。

開口一番、「私が、息子に早く「ワクチン」打たんといかんのじゃないのか？ なんて言わなければよかった」。ぼそっと繰り返したのだった。

1つずつ問診をするように聞き取りを行った。お母さんは傍ですすり泣いていた。嫁さんは、無邪気に遊んでいる子どもをあやしていた。

またしてもKafkaesque。お父さんから話を聞きながらこの言葉が私の頭の中を巡った。一体全体、こんなことがあってよいのか？

新型コロナウイルス「ワクチン」を打って5日目の朝、お嫁さんが起こしにいったら既に亡くなっていた。病気などしたことのなかった28歳の男性がファイザー社「ワクチン」の2回目接種から5日後に突然死亡したというのだ。

既に私は、２０２１年7月21日までに厚労省に報告のあった「ワクチン」接種後死亡７５１名のデータを整理して論文として発表していた経緯があり(1)、その男性が亡くなった頃には、「ワクチン」接種後の死亡者が千数百人を超えていた事実は頭ではわかっていた。しかしながら、それはデータを扱った上での字面の観念でしかなかったのだ。いきなり「ワクチン」接種後の突然の理不尽な死亡という、信じがたい不条理な現実が眼前にその恐ろしい姿を現したのであった。

これはただごとではない、ただごとではないことが起きているのだ、と心が凍りつくのを感じた。かつて自分が病気になって初めて思い知った人の世の真実が心に浮かんだ。

「7年前、私は病気で1年ほど仕事を休んだ。人生ではじめての長い闘病生活だった。自分が病気をして思い知った事は、所詮、健康な人にとって、他人の病気は「ひとごと」と言う単純な事実だった。自分が病気にかかって初めてひとごとでなくなる。……何事も、人は自分がその身になってみないと本気でその問題について考えられないものなのだ」。約30年前の１９９３年に出版した拙著『医療不信』の本文書き出しの部分である。

Sさんの「ワクチン」前の日常は6か月になった男児と奥さんとの平穏で幸せな毎日だったにちがいない。２０２１年8月に会社で受けた健康診断では何ら異常なかった。近くの診療所の先生から10

月21日に第1回目の「ワクチン」接種を受けた。そして11月11日の木曜日に2回目の接種を受けたのだった。何の不安もなく。

私の聞き取りに対して、亡きSさんの奥さんは、小さなノートに記した記録を見ながら話してくれた。

「ワクチン」を接種して夕方には家に帰宅し、その後は普通だった。翌日は昼頃まで普通で、昼もいつも通り食事したが、食後に熱があったのか、「しんどい」と漏らしていた。夕食はうどんのみで、購入した解熱剤バファリンを飲んで就寝した。

翌日、13日は土曜日であったが、朝はお粥を茶碗二分の一ほど食べて、解熱剤を飲んで出社した。昼は外食でどれほど食べたかはわからない。夕食にはシチューを食べた。14日日曜日も朝にパンを食べて出社した。昼は外食で夕食はあっさりしたもので済ませた。

15日朝9時ごろ起きてきたがしんどそうだった。熱は37・8度位で38度はなかった。倦怠感、寒気があり、朝10時から11時に「ワクチン」接種した診療所に本人が電話して診察予約をとった。夕方診察に来てほしいとのことで、4時に間に合うように、家を出た。

家を出てから2〜3時間後に帰宅した。奥さんがいくらだったか聞いたら、夫は「まぁいい、PCR検査する」とのことだった。奥さんは診療所に行っているものと思っていたが、警察が(診療所に)確認したところ、受診はしてなかったようである。夕食はうどんと野菜をたいらげた。寒気があったらしく、風呂を熱くしてと言った。9時半には就寝した。胸痛は訴えていなかった。16日の朝起きてこなかった。15日夜にゆっくり休みたいと言っていたので、奥さんは朝、子どもを連れて外出した。その際、Sさんがベッドに寝ている頭の上を通って服を取りに部屋に入ったが、その時はいつものように左下に腕枕で寝ていた。外から戻って、昼食を食べるかを聞きに寝室に行った時に異変に気づいた。寝たときの体勢のまま、体が硬直して冷たくなって死亡していた。

１１９番通報をして救急隊到着後死亡が確認された。

警察官による検死が行われ、同市の国立大学医学部法医学M教授によって調査法解剖が行われた。その報告書には、死因として「横紋筋融解症による急性心不全、「ワクチン」接種関連の疑い」と記載されていた。

私は、Sさんご遺族とともに法医学M教授と面談し、直接教授から話を伺った。「解剖の際に、胸を開いて、心臓を触ったらふにゃふにゃでびっくりしました」。私は我が耳を疑った。こんなことが起こるのか？　心臓が溶けたということではないか。横紋筋融解症は医薬品によって起こる重大な副作用の１つでとりわけ高脂血症に対する薬等に起こりやすく、多くの医師が経験するところである。通常は、患者さんが筋肉のだるさ、倦怠感を訴えて、採血して検査をするとクレアチンキナーゼ(CPK)値が高いことで診断される。しかしながら、横紋筋融解が起こるのは骨格筋であり、心臓に起こるということは、同じ横紋筋であっても聞いたことがない。横紋筋融解そのものについては、重大な副作用として厚労省から詳細な警告ガイドが出版されているが、それは２０１８年のことであり、無論コロナ「ワクチン」接種が始まる前の出版である。

予防接種健康被害救済制度適用認定

2023年11月16日はSさんの三回忌であった。翌日にSさんのお父様からメールをいただいた。

「お久しぶりです。

昨日、息子の命日でした。

三回忌法要も先週の日曜日に終わり昨日は家族だけで1日静かに過ごすことが出来ました。

今現在の状況ですがまだ市の方から連絡はありません。やはり他県同様3カ月程かかるのかなと思ってます。

一度報告をと思い連絡させて頂きました。

また、何かありましたらご連絡させて頂きます。」

実は、2023年9月のいつだったか、厚労省の公開している予防接種による健康被害認定リストにSさんと思しき28歳男性が載っているのを見つけた。お父さんをはじめご遺族は首を長くして認定を待っていた。私はあたかもその情景を、太平洋戦争さ中に息子を戦地に見送った母親が、消息を絶った息子の手がかりを求めて、戦死広報に載る名前を眼を皿のようにして追う姿と重ねずにはいられなかった。認定の正式報告はネット上に公開される被害者認定リストに載ってからさらに2〜3か月かかることが9月21日のSさんのお父様からのメールからわかった。


「おはようございます。

いつもありがとうございます。

火曜日に保健所の担当者の方と電話でお話ししました。担当者の方もネットで見つけて知っていました。

今でも、国、県からの情報は他の方も含めて全く情報がわからず、ある日にいきなり文書なりが届いてそれから動く事になるから私達も困っているとの事でした。

国から県、県から市に通達が来てそれから補償金を市の財政からかき集めて(この言い方でした)それから連絡をするので正式な通達は今から2~3カ月後になるそうです。やはりこれは他の市町村も同じような感じです。

担当者が今年4月から変わって最初に担当していただいた方に戻りました。この方は真摯に対応して頂けるので今のシステムに本当に申し訳ないと何回も言って頂けました。

いつに国から県に、県から市に通達が来たかは後でしっかり教えてくださいと伝えました。

正式な通達がありましたらまた改めてご報告させて頂きます。」


待ち侘びた連絡が役所からあったのは、ちょうど三回忌をした次の週だった。2023年11月21日、

Sさんのお父さんから被害認定の電話を受けた。「お父さん本当によかったですね、でも息子さんは戻らないよね、戻らないんだよね」と眼が熱くなり思わず嗚咽が込み上げてきた。

ケース2：2回目接種翌日、大動脈解離

かつて新薬臨床試験におけるインフォームド・コンセント訴訟で原告側証人として取材を受けた元大手新聞編集委員のIさんから、A氏の知り合いでKさんという方が2回目の「ワクチン」接種翌日に大動脈解離で緊急手術を受けて、その後も体調が悪いとのことで相談に乗って欲しいとのメールを受け取ったのは、2022年2月5日だった。A氏からもメールがあり、健康被害救済制度に申請するための意見書を書いてほしいと言う。

ケース1の亡Sさんの事例について意見書を提出したことは、すでに述べた通りであるが、実は、意見書というのは、論文を書くよりもある意味では難しくかつ、はるかに重いものである。私はこれまでに数十件の医療裁判における原告側の鑑定意見書を書いてきたが、この場合のそれと全く同じである。理不尽なことに医療裁判では、被害を受けた患者さんの側が医療機関ないし、医師側の過失を立証しなければならない。「ワクチン」接種被害についても同じ理屈で、「ワクチン」接種を受けた人が受けた健康被害について、予防接種法第15条による被害の救済制度の適用を受けるには、「ワクチン」とその被害の「因果関係」を明らかにしなければならない。既に過去の「ワクチン」接種被害救済を扱った裁判判例で示された3つの原則が、今も因果関係を推認できる1つの基準となっている。

浦和地方裁判所平成7年3月20日判決で提示された3基準とは、次の通りである。

(1) 当該症状が当該「ワクチン」の副作用として起こり得ることについて医学的合理性があること(第1基準)

(2) 当該症状が当該「ワクチン」接種から一定の合理的時期に発症していること(第2基準)

(3) 他の原因が想定する場合にその可能性との比較考量を行い、「ワクチン」によると考えるよりも他の原因によるものと考える方が合理的である場合でないこと(第3基準)

前述の救済制度における因果関係の判定にあたっては蓋然性が証明されれば足り、この3基準に該当する場合は厚生労働大臣は法16条の因果関係を認定すべきものと解するのが相当とされており、加藤勝信厚労大臣もCBCテレビの大石邦彦アナウンサーのインタビューに同じ見解を回答している。もちろんのこと、ここで紹介するケースは全て前記3基準に合致している。

以下はケース2、Kさんの「ワクチン」接種後の経過と意見書(案)の概略である。

Kさんは79歳男性で、T大学の教授を定年退職して定年後の人生を学術に生きる抱負をもって意欲的に新たな日常を送ろうとしていたまさにその矢先の出来事である。2021年5月20日と6月10日、ともに14時にファイザー社の「ワクチン」接種を受けたが、2回目接種翌日午前11時30分ごろ、自宅にて突然、腹痛が出現、意識消失し、救急車で午後13時37分ごろに〇〇病院に搬送された。同院にて直ちにCT撮影でStanford A型急性大動脈解離と診断され、〇〇病院・〇〇大動脈センターに手術目的で紹介、同日緊急入院、部分弓部大動脈人工血管置換術を受けた。

Kさんは従来より前立腺肥大の持病があり、同ワクチン接種当時主治医から薬を処方されて服用していた。また、2020年9月9日から2021年1月まで高血圧によりアテノロール錠などを処方されていたことがあるが、本件予防接種当時は投薬を受けていなかった。また、本件予防接種当時、Kさんは毎日血圧を測定していたが、本人の血圧測定記録からは血圧は正常であった。

通常、大動脈解離は何の前触れも症状もなく、突然発症する背部の激痛でそれと疑われるが、CT検査しなければわからない。ほとんどの症例で、高血圧が基礎疾患として認められる。Kさんは基礎疾患として高血圧があったので、突然に大動脈解離を発症しても、何ら医学的に矛盾はない(ただし大動脈解離は夜間から朝にかけて就寝中に起こることはまれであることがわかっている)[2]。しかしながら、「ワクチン」接種後から事象発現までの時間経過からみて本症例については2回目の「ワクチン」接種と何らかの関係があることを疑わざるを得ない。

実際、厚労省に「ワクチン」接種後の死亡事例として関連性を疑われて報告されている中に、大動脈解離による死亡例も相当数あり、新聞等メディアによる報告事例も複数ある[3][4]。また学術専門誌にも日本からも報告があり[5][6]「ワクチン」接種後の起こりうる循環器系の障害として大動脈解離は医学的合理的に説明される。

以上の事実からKさんの場合は、高血圧の既往歴があり、年齢からみて動脈硬化は当然背景にあると考えられるものの、その他、大動脈解離のリスク因子と言われる喫煙、ストレス、高脂血症、糖尿病、睡眠時無呼吸症候群、遺伝などのさまざまな要因についてはいずれも無かった。したがって、2回目のコロナ「ワクチン」接種によってスパイクタンパク質による血管障害機転により大動脈中膜が破壊されて大動脈解離を突然発症したものと医学的合理的に説明し得る。よって予防接種健康被害救済制度に基づいてしかるべく、補償されるべきものと思料する。

Kさんの家族の思い

この意見書の下書きをAさんにメールした後、しばらく経ってAさんと面談した際に「ワクチン」接種後の大動脈解離に関する一般的意見書を提出することを依頼され、現在作成中である。その後、Aさんから、Kさんと奥様から私宛にという以下のメッセージが届いた。

［K氏より］

福島先生

2021.6のファイザーコロナ「ワクチン」2回目接種直後以来、大動脈解離で一カ月入院いたしましたが、その後も体調がなかなか戻りませんで家内をはじめ大変迷惑をかけております。いろいろの能力がかなり低下しております。反応が悪くご迷惑をおかけしていると思います。まだ疲れが続いております。今は、日頃の生活でいっぱいで、残念ながらこれ以上進めるエネルギーがないと感じています。

どうかよろしくおねがい申し上げます。

K、T大学名誉教授

［K氏奥様より］

福島先生

コロナ「ワクチン」接種のすぐ後、命の危険、その後2年、ずっと後遺症に苦しんでいるKを介護している妻、Mでございます。

私共の為に「ワクチン」との因果関係を科学的根拠をもとに証明すべく色々ご苦労され、又応援してくださっている事、本当に有り難く、心より感謝申し上げています。

本来ならこのままお世話になりたいのですが、現実の我家の状況が許しません。主人の後遺症、倦怠感、鬱、記憶喪失、は2年経っても引き続き、日常生活にも支障きたしています。3食含め生活一切を私が面倒見てますが、健康だった私も病気が出てきました。

若い時と違い、残念ながらこれ以上の頑張りが出来ない事、また、すでに主人の接種、手術、前後の状況、知り得る情報は全部お話ししてあり、私共にはこれ以上の情報は無い、知り得ない、ので、少しでも健康を取り戻す、回復する事に専念させて頂きたい、と思っております。

本当に勝手な事を申し上げてすみません。

ただ先日の福島先生主催のシンポジウムは全部一文一句漏らさず書き取り、先生方のご研究は勿論ですが、被害者の思いに至るまで話してくださったことを有り難く思いました。

ご研究を絶対的に支持し、コロナ「ワクチン」実相の解明が出来ることを心より期待しております。

ＭＫ

ケース３：３回目接種翌朝、大動脈解離で死亡

本ケースは有料老人ホームに入居している90歳の女性Ｍさんで、Ｔ弁護士から送られてきた診療録のコピー等の資料をもとにして私がしたためた意見書である。

亡Ｍ殿意見書

亡Ｍ殿は、２０２１年5月22日、6月12日にファイザー社の「ワクチン」接種を受け、２０２２年2月18日13時30分に3回目としてモデルナ社の「ワクチン」接種を受けた翌日朝6時50分に排泄介助時にショック状態に陥った。8時28分には救急車で〇〇メディカルセンターに搬送され、9時10分にＣＴ検査実施、上行大動脈解離と診断確定。12時32分死亡。

亡M殿は従来より高血圧の持病があり、主治医から降圧剤アムロジピンを処方され、服用していたが、少なくとも主治医の医師記録からは処方の変更は認められないので、血圧は安定していたと推定される。

3回目の「ワクチン」接種から17時間20分後に大動脈解離を発症してショック状態となり、それから5時間42分後に死亡した。

通常、大動脈解離は何の前触れも症状もなく、突然発症する、背部の激痛でそれと疑われるが、CT検査しなければわからない。ほとんどの症例で、高血圧が基礎疾患として認められる。亡M殿は基礎疾患として高血圧があったので、突然大動脈解離を発症しても、何ら医学的に矛盾はない。ただし、大動脈解離は夜間から朝にかけて就寝中に起こることはまれであることがわかっている。したがって、「ワクチン」接種後の事象発現までの時間経過から見ても本症例については3回目の「ワクチン」接種と何らかの関係があることを疑わざるを得ない。

実際、厚労省に「ワクチン」接種後の死亡事例で関連性を疑われて報告されている中に、大動脈解離による死亡例も相当数あり、新聞等メディアによる報告事例も複数ある。また学術専門誌にも日本からも報告があり、「ワクチン」接種後の起こりうる循環器系の障害として大動脈解離は医学的合理的に説明される。

以上の事実から亡M殿は、高血圧の基礎疾患があり、動脈硬化は当然背景にあると考えられるが、その他、大動脈解離のリスク因子と言われる喫煙、ストレス、高脂血症、糖尿病、睡眠時無呼吸症候群、遺伝などのさまざまな要因については明らかでない。したがって、高血圧という大動脈解離を起こす素因があった所へ、3回目のコロナ「ワクチン」接種によってスパイクタンパク質による血管障害機転により大動脈中膜が破壊されて大動脈解離を突然発症して亡くなったものと医学的合理的に説明し得る。よって予防接種健康被害救済制度に基づいてしかるべく、補償されるべきものと思料する。

以下に亡M殿の経過を記す。
昭和6年(1931年)12月20日生まれ、令和4年(2022年)2月19日死亡(満90歳)。
以下は、1回目「ワクチン」接種から死亡までの経過をカルテ記載から引用して説明した意見書そのものの引用である。

2021年5月22日ファイザー Lot No. EX3617
2021年6月12日ファイザー Lot No. FA2453
2022年2月18日モデルナ Lot. 3006278

初回接種のための「新型コロナ「ワクチン」接種の予診票」への回答では、「接種順位の上位となる対象グループに該当しますか」の質問事項で65歳以上、基礎疾患を有する(高血圧、アルツハイマー型認知症、下垂体腺腫)と記載され、「現在、何らかの病気にかかって、治療(投薬など)を受けてますか」

の質問項目では、病名として、その他（アルツハイマー型認知症）、治療内容として、その他（アムロジピン錠、ドネペジル塩酸塩錠）と記載されているが、その他の問診9項目については全て「いいえ」と回答されている。

3回目接種のための「新型コロナ「ワクチン」接種の予診票（追加接種用）」においては、「現在、何らかの病気にかかって、治療（投薬など）を受けてますか」の質問項目では、病名として、心臓病、その他（アルツハイマー型認知症、下垂体腺腫）が記載され、治療内容として、その他（アムロジピン錠、ドネペジル塩酸塩錠）と記載されているが、その他の問診9項目については全て「いいえ」と回答されている。

前記新型コロナ「ワクチン」接種の予診票における投与薬に関する記載内容は、○○医院のカルテの（特別養護老人ホーム○○の嘱託医である主治医による）処方記載、並びに本人の所有するお薬手帳の記載と一致している。

すなわち、亡M殿は、○○医院のカルテから、少なくとも平成30年11月6日から令和4年1月25日までは高血圧症とアルツハイマー型認知症の診断の下に治療を受けていた事実が明らかである。

新型コロナ「ワクチン」1回目及び2回目接種後の診療記録としては、○○医院のカルテからは、令和3年7月20日に転倒し頭部打撲し○○総合病院受診。7月21日脳外科受診し、頭部CTはnp（特になし）の記録のみで、他はいわゆるdo処方のみの記載で、3回目「ワクチン」接種まで血圧も安定し、特に循環器疾患に関する処方の変化は無いことから、亡M殿の状態は極めて安定していたとうかがうことができる。

令和3年12月9日に○○区に申請された○○医師による介護保険主治医意見書(用紙2)の(6)サービス提供時における医学的観点からの留意事項の血圧について〝あり〟にチェックされ、降圧剤服用し安定、との記載があることからも、血圧が安定していたことが裏付けられる。

なお、令和3年12月14日の医師記録には、S:会話は成り立たない、指示もわからない　O:疼痛(—)　歩行不能　車椅子使用　146 cm 39 kg lung clear　等の記載がある。

ちなみに、本申請に対して、令和4年1月24日介護保険、要介護認定・要支援認定と決定通知書が○○区長より交付されている。交付申請日は、令和3年12月9日、申請区分は更新申請で、決定内容は要介護5であった。

同上医師記録は、令和4年1月25日付の処方記載までで終わり、その左の既往症・原因・主要症状等の欄に、4. 1. 25 のハンコの下に、意識低下し、○○メディカルセンター受診。2／19入院した。大動脈解離で died と記載されている。

なお、付箋2の貼られた記録(資料説明書によれば、第2号証「特別養護老人ホーム○○の看護記録」)には以下の記録がある。

12／2　インフルエンザ予防接種実施
12／14　回診　認定調査実施
2／8　健康診断実施
2／18　コロナ「ワクチン」3回目済
とあり、
2／19　今朝レベル低下し、○○MCSへ救急搬送され、大動脈解離にて入院となり、その後死亡されたと連絡あり

以上のことから2月18日「ワクチン」接種するまでは、特に医学的に看護師がカルテに特筆するような、身体診察所見はなかったことがうかがえる。

また、第1号証「ケース記録　特別養護老人ホーム○○の介護記録」によれば、2月18日13時30分、コロナ「ワクチン」3回目接種までに特に大動脈解離の前駆症状や引き金となるような医学上問題となる症状は記載されていない。

しかしながら、3回目「ワクチン」接種1時間35分経過した15時5分の排泄介助後に、○○介護職員は亡M殿の左ふくらはぎに6～4センチの内出血を発見し医務に報告し、プロペト塗布し、ガーゼ・包帯保護処置を施したことが記載されている。同日21時、17時には入眠されていることが記載されている。翌19日6時50分、排泄介助時に、顔面蒼白で呼びかけに対し反応なく、全身に脱力あり。

バイタルを測定するが、血圧測定不能、体温36・8℃、血中酸素飽和濃度89％で嘔吐も見られたため、オンコールし救急搬送の指示を受ける。救急隊に電話し搬送の要請を行う、と記載されている。

以上の経過から見て、3回目「ワクチン」接種後に易出血傾向が出現していたことが推認される。

○○メディカルセンターの診療録によれば、2022年2月19日8時28分に救急搬送され、入室時、血圧80–90 mmHg、9時10分にCT検査実施。上行大動脈から腹部大動脈にかけての偽腔形成ありStanford A型、大動脈解離認める、心嚢液貯留あり、と記載されている。

同診療録同ページ(Page 6)には、

#1　大動脈解離

(方針)胸部単純CTで前記疑い。高齢であり、手術適応にはならず、保存的に診る。家族(長男)にDNARの意向は確認し、看取りも含めた入院の方針となった。

9時50分に亡M殿長男より電話あり「病状については理解できており、急変時も延命はしなくて良い」と同診療録Page 8に記載されている。

Page 9に、

11：15　頻呼吸様の呼吸後、呼吸状態悪くなり下顎呼吸ありたんが絡みあったため吸引実施する。ＳＰＯ２測定、血圧測定不可　頸動脈触知不可
11：20　下顎呼吸後に呼吸停止あり。頸動脈触知不可　HR40台
11：25　呼吸停止　HR20台

Page 10に、
11：30　頸動脈触知不可　波形：心静止
12：32　死亡確認実施

死亡診断書には、直接死因は急性大動脈解離、
Ⅱ欄に高血圧、
発病から死亡までの間は5時間と記載されている。

以上の記載があり、

検査日２０２２／02／19付
ＣＴ画像診断報告書（確定医Ｓ承認医Ｒ）には、［診断］胸部上行大動脈解離（Stanford A型）。上行大

動脈の径には拡大が見られます。

とあり、所見として、

・胸部上行大動脈―下行大動脈に解離を認めます。上行大動脈には径の拡大も見られます。（最大短径5・2㎝）。

・血性心囊水あり、

と記載されている。

2022年2月19日　8:35:16記録の心電図所見は、心拍数、91／分、上室3段脈、下壁梗塞の可能性：III, aVF、ST‒T異常：I, V3, V4, V5, V6、反時計回転であった。この所見は、胸部上行大動脈解離と矛盾がない。

以上が、3回目の「ワクチン」接種前から接種後、死亡に至るまでの、医師、看護師による記録に基づく経過概略である。(7)

ケース4：3回目接種後、ヤコブ病の後死亡

2023年9月27日に私どものLHS研究所宛に「クロイツフェルト・ヤコブ病で死亡した母につ

いて」と題して相談メールが届いた。以下、そのメールを転載する。

「クロイツフェルト・ヤコブ病で死亡した母について」

初めまして○○と申します。

最近ＬＨＳ研究所様の活動を知りまして連絡させていただきました。

私の母(74)は去年(２０２２年)の６月15日前後に不調を訴え、調べてもらった結果クロイツフェルト・ヤコブ病と診断され３ヶ月も経たず９月１日に亡くなりました。

過去３回のコロナ「ワクチン」を接種しております(正確には①ファイザー２０２１年７月21日、②ファイザー２０２１年８月４日、③モデルナ２０２２年３月16日の接種でした)。

言葉の呂律が回っていないと会社の同僚に指摘され病院に診てもらったところ痴呆症の一種であると最初診断されましたが、リハビリの予定やヘルパーの介護をする間も無く１週間も経たないうちに病状は悪化。手が痙攣し始め、まともに歩くことも出来なくなり、トイレもできなくなりました。

担当医の先生に何度か呼ばれ、どうも普通の痴呆症とは違うんじゃないかと言われ、調べるとクロイツフェルト・ヤコブ病が濃厚だと診断されました。

２度しか面会出来ずに９月１日に亡くなりました。８月中にしっかりとした病の判断をするのに熊本の大学病院の方に髄液を送っていて、死後２ヶ月ほど経ってからしっかりとした病名「クロイツフェルト・ヤコブ病」だと判断されました。

担当医に「クロイツフェルト・ヤコブ病はイメージの良くない病なので安易に口外しない方が良いと思います」と言われましたので、母の姉妹しか病名を知らせていません。うちの親戚には痴呆症の一種としか知らせてません。

そのままなら100万人に1人の稀な病気に当たった、事故に遭ったんだなとやり過ごすことも出来たでしょうが、少し奇妙なことがありました。

闘病中に自分のパートナーの母が勤める会社の人の母親が難病で亡*くなったというのです。

難病なら自分の母親と同じだなと話を聞き進めると、

「何ていう病名だったかなぁ、クロイツフェルト・ヤコブ病だって言ってたみたい」だと聞きました。

担当医に口止めをされていた病名を別の人間の口から聞くなんてことはそうあることではありません。

聞くと「なんでも脳がスポンジ状になって、狂牛病のような」と続けます。

担当医に説明された内容と同じで、私はパートナーにも母の病名を言ってませんでした。

素人が興味もないのに知りえる病名でしょうか？　偶然口走る病名には思えません。

その亡*くなられた家族は口止めされなかったのか？

そしてその会社は私の家のすぐ近くです。100万人に1人の難病がこの狭い地域で同時期に

2人出るでしょうか。

向こうの家族はうちのことは知りません。

確実に2022年の○○県にクロイツフェルト・ヤコブ病を発症したものが2人いるんです。

私は何も詳しくありませんが、熊本大学病院の結果を聞きに行った時に担当医に言いました。

「こういう難病で亡くした家族である以上、何かのせいにしたいものです。コロナ「ワクチン」を否定する訳でもありませんが、さすがに疑ってしまいますよね」と。

それから何とか1年が過ぎ落ち着いてきたところですが、LHS研究所様の活動を見てやはり疑惑が晴れないなと思い連絡いたしました。

見当違いなのかもしれませんが。

できれば何か知れればと思います。

読んでいただいてありがとうございました。

＊2024年6月23日メール：当時はその聞いたこともない名前の病名からほぼ絶望的なイメージも相まって、頭の中で亡くなられたと思い込んだようです。あとからその方の話題をしたところ、「まだ亡くなっていない」と話してくれました。

モンタニエ博士報告のヤコブ病か？

このメールは、ただごとではない。後述するように、「ワクチン」接種後のヤコブ病の発生については、エイズウイルスＨＩＶの発見によってノーベル賞を受賞したフランスのリュック・モンタニエ博士の最後の遺言的論文で報告されている。

わが国においても島根市で開業されている福田克彦博士によって「ワクチン」接種後のヤコブ病が確定診断されて厚労省に報告されている。mRNA-LNP製剤接種後に発生したヤコブ病の経過は、モンタニエらの論文で報告されている通り、極めて速く、発病してから電撃的に死亡に至る。メールの方は6月に発病してから3か月で亡くなっている。

厚労省に救済申請を出しているのかどうか確認が必要であった。以下の返信をした。

○○様、

メール拝見しました。

コロナ「ワクチン」によって、進行が非常に早いヤコブ病が発生する例がフランスから報告されています。

わが国でも、「ワクチン」接種後に発病したヤコブ病が厚労省に報告されています。母君のヤコブ病は「ワクチン」との関係は否定できません。

以下の質問にお答えください。

1、ヤコブ病としての報告は医師から厚労省になされてますか？
「ワクチン」の被害として厚労省に届け出はしてありますか？

もしまだ報告していなければ、市か県か窓口があるはずですから、窓口に行って被害届手続きについて相談するべきです。
2、母君の「ワクチン」接種は記録してますか？
何年何月何日にどの「ワクチン」を打ったか確認してください。
ファイザーがモデルナか、その他か？
「ワクチン」接種証明を保管してありますか？
被害届を出すのに必須です。
3、「ワクチン」接種前の医師受診歴はありますか？
4、「ワクチン」接種後の詳しい病状の経過を箇条書きで年月日に沿って順に記してください。
かかった医師の手元には、診療記録がありますから、その記録と照らし合わせれば、客観的な経過を把握することができます。
5、母君のご遺体の解剖はされましたか？

[○○様からの返信　2023年9月28日(木) 12:54 ○○]
福島様、返信ありがとうございます。

病気が発症した時点でコロナ「ワクチン」が頭を過ぎらないわけではありませんでしたが、原因がなんであれ本人の回復の為の介護に専念しなければいけないと思っておりました。

自分は何故か治るとは最初から思ってなくて、もうこのまま病院から帰ってくることは無いなと悟ってはいました。

母の診察の後(痴呆の疑いという1回目の診断)の再入院(手の痙攣)する直前に父も入院して生死をさ迷ったので、何かのせいにしてる暇などありませんでした。

○質問1への回答

届出はしてないので先程保健所に連絡して予防接種による健康被害届を提出したい旨を伝えました。

お母様の病名を聞かせて貰えますか？ と言われ、全て言う間もなく「あぁ……クロイツフェルト・ヤコブ病かな……」と言われました。

よくあっていいような病気でもないのに。

病院でも診療録の取り寄せが必要になります。

「ワクチン」接種の記録も、もしなければ発行出来るとの事でした。

○質問2への回答

家に書類は纏めてあるはずなので探してみます。

家族全員ファイザー2回、モデルナ1回です。

○質問3への回答
「ワクチン」接種前は健康診断でかかりつけの医者に行ったくらいかもしれません。

○質問4への回答
病気発症から日記をつけたので経過はわかると思います。

帰ったらまとめます。

○質問5への回答
解剖の定義はわかりませんが、死後に脳の提供のような話は死ぬ少し前にありましたが断りました。

死後、ビニールに入れられたまま棺に入れられただけだと思います。

死ぬ2週間前に熊本大学病院だったかに精密検査の為に髄液を送ったくらいだと思います。

頭を切られて弄られる気分にはなりませんでした。

近くの同じ病で亡くなられた方の話を、髄液の検査内容を聞く為に担当医に会った最後の日にしました。

すると、その担当医はそれを知っていたようです。

担当ではなかったようですが、同じ病の方が同じ病院に来られたということです。

日記や写真、動画は撮っています。

たった2日しか面会出来なくなった中での撮影でした。

日記はまた纏めます。


続いて翌日のメールで経過の箇条書きが届いた。

[2023年9月29日(金) 22:55 ○○]
こんにちは、先日問い合わせました○○と申します。

追記のクロイツフェルト・ヤコブ病発症からの箇条書きです。

詳しくは日記にしてますが、簡単には箇条書きでこんな感じです。

ただ、「ワクチン」接種日が現在詳しくわからないので保健所に「ワクチン」の履歴を出してもらえるとの事です。

あと、○○市民病院で入院していたので診療記録も貰えないか問い合わせてみようと思います。

保健所には予防接種での被害届を出す為の問い合わせはしてあります。

・2022年5月26日　会社の飲み会で呂律が回らないことを指摘される
・2022年5月27日　不調を訴える
・2022年5月30日　母　入院
・2022年6月17日　病状説明結果
・2022年6月20日　退院
・2022年6月24日　手の不調を訴える　ピクっと痙攣する
・2022年6月25日　再検査
・2022年7月11日　オムツで漏らす
・2022年7月15日　市民病院再入院
・2022年7月20日　母面会　点滴してた　一言も言葉を発することが出来ていなかった
・2022年7月25日　母病状説明「クロイツフェルト・ヤコブ病の疑い」　母面会
・2022年7月29日　手を怪我する可能性が出てきたのでミトンを買う　鼻から点滴外れる
・2022年8月9日　14時　母病状説明　話しかけるとビックリするらしい
・2022年8月29日　母面会　写真、動画あり　もう全く動けず、こちらもわかっていなかった

・2022年8月31日　O先生から肺炎の連絡
・2022年9月1日　12時14分死亡確認
となります。お忙しいところ申し訳ございません。

よろしくお願いいたします。

○○さんは大変しっかりした方で、その後以下のメールが届いた。

［2023年10月20日(金) 13:58　○○］

こんにちは、先日問い合わせをした○○と申します。

母の死因(クロイツフェルト・ヤコブ病)に関するコロナ「ワクチン」予防接種被害届を保健所に提出いたしました。

判断まで2年ほどかかるであろうとのことですが、揃える物を揃えて提出はいたしました。

それでは、お身体に気をつけてくださいませ。


［2023年10月24日(火) 23:31　Fukushima］
○○様、
メール拝見してます。保健所に届け出を出されたとの事、大変でしたね、でもまず必須の手続きです。また何か問題がありましたらご連絡ください。

「ワクチン」接種後に、ヤコブ病を発病したケースはいくつか報告されてますし、私も厚労省難病事業に関わっていることから、担当課長、ヤコブ病研究班長には、「ワクチン」接種との関連について留意するように申し入れてあります。

他にもいろいろ耳に入ってきてますので、何らかのアクションをするときにはご連絡します。

福島雅典

[〇〇様からの返信　2023. 10. 26　23:18]

お忙しい中、返信ありがとうございます。

××の〇〇です。

病院からカルテ、脳波計などの情報CDRがすんなり手に入りスムーズに被害届を出せました。手元にも同じものを1部残してあります。

何をしていいやら、忘れていいやら悪いやら。

前向きで明るい母のように明るく生きるつもりでいる一方、父はストンと腹に落ちる物が無く過ごしてきた1年でした。

父は溜め息が少しは落ち着いて来ましたが、テレビでやっていたコロナ「ワクチン」薬害被害の番組を見ていたようで、「似たような症状で大変な人もいるもんだな」と他人事のように感じていたようです。

父のセリフを更に他人事のようにやり過ごしました。

悲しませたくないので薬害の疑いを黙ってはいたのですが、被害届の事もありしっかり話しておきました。

腑に落ちなかった事が何か少し納得出来る材料になったようです。

帰ってくるわけでもないけども、無念なのは残された遺族である私たちより、死んだ本人であろうと思います。

「残念」と人に感じられる人生の終わり方をするつもりもなかっただろうし、救いようもないし、不幸で締めくくる気はありません。

「無念」ならなにかしら状況を変える手立てはあるのではないでしょうか。

理不尽な状況をどう処理するか……ですかね。

宗教的な解釈でしょうけど。

母の死生観がどんなものだったかはわかりませんが、食卓で泣いた顔、意識は無いが息のあった最後の母の顔を思い出すと生きるのも死ぬのも、そんなつもりではなかったことが起きるんだなと、人生長くやってきてもそんなつもりじゃなく幕を下ろすのかとわかります。

明るく楽しく、生きます。

母が長くやってきたのはそれですから。

何かあればご連絡下されば幸いです。

以上、4人の人たちに「ワクチン」接種後何が起こったか、それぞれ具体的に記したが、いずれも誰か人を介してか、直接に家族の方からメールで相談を受けたケースであり、私の面識のない方々に起きたことであった。しかしながら、私のごく身近の人にもそれは起こっていた。

ケース5：2回目接種後、脳出血・心筋梗塞で死亡

私が愛知県がんセンター在職中に診ていた患者さんYさん(90歳)の息子さんMさん(61歳)のケースである。

「ワクチン」2回目接種1か月後であった。家族と将来の抱負を楽しく話しながら夕食をとった後に部屋に戻ってからだったという。突然、胸痛をきたして奥さんが車に乗せて病院に連れて行ったが病院の救急待合室で猛烈な頭痛と胸痛を訴えながら倒れて、心肺停止したという。緊急CT検査で脳出血、心筋梗塞が判明、診察した医師は「このような例は診たことがない」とのことであったという。私は、一人息子の跡取りを突然失って悲嘆に暮れるYさんから話を聴いて驚愕したのであった。

2023年12月になって三回忌のお干菓子が届いた。私は抹茶を飲しながら暫しMさんの笑顔を偲んだ。ご遺族は「悪夢を忘れ去りたい」と、被害届は出していない。

以上、「ワクチン」接種後の急性致死的疾患による犠牲者について5人のケースを紹介した。「ワクチン」接種後の死亡、心血管救急、致死的急性疾患等々は例外でないことは2023年7月30日までに厚労省に報告されている死亡例だけでも2122人いることからも示されている。そして、ケース5のように厚労省に救済申請がなされていない死亡は決して少なくないであろう。

事実、文藝春秋2024年4月号の私へのインタビュー記事に対して、同誌が発売されるや「ワクチン」接種によって健康被害を受けた方々、お亡くなりになったご遺族の方々から何十通もの質問が同出版社に殺到したという。確認すると、事実上全てのケースが救済申請を提出していなかったのであった。行き場のない被害者と家族たちは堰を切ったように助けの手がかりを求めている。一つ一つ質問を読むにつけ、その悲痛な思いが切々と伝わってきた。

注

（1） 福島雅典＝平井由里子＝中谷英仁＝西村勉「COVID-19ワクチン接種後の死亡と薬剤疫学的評価の概要：全国民ベースの概観と提案」福島・前掲「はじめに」注(1)71〜72頁。

（2） 「大動脈瘤と大動脈解離―病気について―循環器病について知る―患者の皆様へ」(国立循環器病研究センター病院、2023年)(https://www.ncvc.go.jp/hospital/pub/knowledge/)。

（3） 「【新型コロナウイルス】ワクチン接種と大動脈解離は本当に無関係か？ 接種後死亡1093事例中32例」(日刊ゲンダイヘルスケア、2021年)(https://www.nikkan-gendai.com/articles/view/health/352752)。

（４）「持病ない46歳男性、「ワクチン」接種翌日に大動脈解離で死亡」(読売新聞、２０２１年5月１日)。

（５）Mungmunpuntipantip R. and Wiwaitkit V. An autopsy case report of aortic dissection after mRNA COVID-19 vaccination: correspondence Legal Med. 60, Feb. 2023, 102169. http://doi.org/10.1016/j.Legalegalmedled.2022.102169

（６）Takahashi M. et al. An autopsy case report of aortic dissection complicated with histiolymphocytic pericarditis and aortic inflammation after mRNA COVID-19 vaccination Legal Med 59 Nov. 2022. 102154. https://doi.org/10.1016/jlegalmed.2022.102154

（７）前掲注(２)〜(６)。

第二章　全世界で広がる「ワクチン」の健康被害

知らされない未曽有の健康被害

日本国民のほとんどに対して行われたこの mRNA-LNP 製剤「ワクチン」接種によって、一体全体どれだけの人が亡くなり、どれだけの人が健康被害を被ったのか？

なぜ、国・政府は法と制度に基づいて厳格に全例調査を行って、その結果を正直に国民に知らせて、適切な対策を講じようとしないのか？　このような未曽有の健康被害が出ているにもかかわらず。これは本当に素朴な疑問である。

私たちは、事実を事実として冷徹に受け止めなければならない。事実とは、国・厚労省が責任をもって行政として国民に公表しているそれに他ならない。

第98回厚生科学審議会予防接種・ワクチン分科会副反応検討部会「予防接種法に基づく医療機関からの副反応疑い報告状況について」２０２３年10月27日厚労省発表、７月30日までの報告(https://www.mhlw.go.jp/stf/shingi2/000020891000070.html)及び疾病・障害認定審査会感染症・予防接種審査分科会新型コロナウイルス感染症予防接種健康被害審査第二部会審議結果、２０２３年12月27日厚労省発表分（https://www.mhlw.go.jp/content/10900000/001185105.pdf）によれば、厚労省への予防接種法に基づく医療機関からの新型コロナ「ワクチン」接種による接種後死亡報告は、２０２３年７月30日報告分までで合計２１２２件に上り、新型コロナ「ワクチン」接種による予防接種健康被害救済制度に基づく死亡に関わる申請件数は１０９４件で、認定件数は２０２３年12月27日報告分までで合計４２０件、同制度に基づく申請件数は９７８９件に達し、認定件数は２０２３年12月27日報告分までで合計５７３５件に上る。

この歴然たる厚労省が公表する事実さえ、マスコミはきちんと報道しない。

あまつさえ、国民放送を自任するＮＨＫは、「ワクチン」接種後に死亡された犠牲者ご遺族の取材をしながら、報道では、「ワクチン」接種によってではなく、コロナ感染によって亡くなったかの如く報道した。激怒した遺族らが報道審議会に通報し、慌てて何人か処分して事態の沈静化を図ったが、この事実も新聞各社は毎日新聞社を除いて、ほとんどベタ記事扱い、しかも新聞社によっては、ほとんど目につかないような位置にその記事を配置した。今、新たな戦前と言われる所以か、このように報道管制が行き届いているような状況は異常ではないだろうか。「ワクチン」接種推進の障害になるからといって、科学的根拠の希薄な「ワクチン」接種をめぐる、ほとんど大政翼賛会的状況は、まさに勝てるはずもない戦争を推し進めた当時の社会状況とぴったりと重なる。

そして、当然のことながらマスコミが報道しない故に、「ワクチン」接種による健康被害がどれほど起きているのか、どのような被害なのか、その実態について国民のほとんどが事実を全く知らない、あるいは「反ワク」批判キャンペーンを鵜呑みにして知らぬが仏状態に置かれているのが今の実情である。

あまつさえ、「ワクチン」による健康被害者は、体調不良や、その病状を訴えてもほとんどの場合、周囲の者には無視され、医師にさえ「気のせいだ」とか、「「ワクチン」は関係ない」とか言下に断定され、どれほど多くの人が行き場を失っていることか。まさに、人権侵害そのものではないか。このような社会は歪んでいる。

先に触れたＮＨＫの虚偽報道を考えてみても、一体どうしてこのようなことが起こるのだろうか？　私はこの国が深刻な医学の危機、科学の危機、そして何よりも民主主義の危機にあることを心に深く受け止めざるを得ない。

健康被害者と向き合う医師たち

このような状況でありながら、確固たる医療活動、学術活動の息づいていることも、その一方で、明るい希望として、また日本国の誇るべき民主主義として、認めるものである。

全国有志医師の会(https://vmed.jp/ 代表・藤沢明徳医師)の医師たちは日々真摯に被害者と向き合う地道な医療活動の中から、「ワクチン」接種による健康被害に関する決定的に重要な調査を行った。日本国内において「ワクチン」接種後に発症した疾患、健康被害に関する学会報告をまとめて一覧として公表しているのである(https://doc.Googleon/spreadsheets/d/1WcRrCkr50YLPv1COmwxhoJnT41sM19VO/edit#gid=2110630560)。これによれば、2021年12月から2023年11月の間にCOVID-19「ワクチン」と疾患との関連について、日本の医学会での報告数は、開催学会数134、演題数447題にのぼる。

まず、私はこのように優れた学会発表をした勇気ある医師・研究者に心底から敬意を表したい。学会発表をするにあたっては、おそらく理不尽な数々の妨害があったに違いない。それにも負けずに学会発表したこと、また学会発表が可能であったことに私は、この国の医学・科学の、そして民主主義がまだ健全であることに希望と誇りを抱くのである。

いずれにしても、この学会発表数は尋常ではない。この厳然たる事実、これまでに数多くの薬害をわが国は経験してきたが、これほどの数の副作用関連の学会発表が1つの医薬品でなされたことなど一度たりともないのである。否、本来そのようなことが起こり得ようはずもない。

しかも、事実上全科にわたる学会において、演題発表がなされている。このことは、「ワクチン」接種後の健康被害は、特定の臓器・器官系にとどまるものでなく、また学会発表するほど医学的に重要性、あるいは新規性を持つ疾患・障害が起こっていることを意味している。このことを虚心坦懐に重大深刻に受け止める必要がある。

私たちは、ワクチン問題研究会として、ワーキンググループを立ち上げて「ワクチン」接種後症候群に関して医学文献の主要データベースであるPubMed(米国国立医学図書館内の国立生物科学情報センターが作成しているデータベース)を用いて、世界中で出版されている論文調査いわゆるシステマティックレビューを行った。もちろん日本語の論文はヒットせず、この調査では日本の文献データベースは用いていない。ちなみに、学術論文のデータベースは伝統的なPubMedだけではなく、例えば、Google検索によっても、手持ちのスマホで簡単に検索でき、PubMedではヒットしなかった論文が見つかることもある。ただしいずれの場合も、検索に用いるキーワードの選択は安直なものではない。専門的医学知識をもってしても、確実に論文を見つけ出すことができるような適切なキーワードを入力するには相当なスキルを要する。

科学のメスを入れよ

PubMedによる論文検索結果は、まさに驚愕に値するものであった。やはり日本の多くの医学専門学会で報告された通り、全世界から、対応する疾患に関する論文が合計数千もの膨大な数に上って報告されていることが判明した。

この調査は、キーワードとして、日本の学会で発表された疾患名のみを用いて、COVID vaccine

（ＣＯＶＩＤ「ワクチン」）と side effect（副作用）を共通のキーワードとして検索をかけた単純なものであるから、そもそもその数は初めから限定されている。

別のキーワードを用いれば、ヒットするものも、この検索方式ではヒットしていない可能性があるし、日本の学会で報告されていない精神疾患等についてはすっぽりと抜けている。それにもかかわらず、このキーワードで単純に検索して、これほどの数の論文が出版されていることは、「ワクチン」のネガティブな面に関する論文が著しく出版制限されている現在の世界の科学コミュニティーの不健全さ（例えば、メジャー医学専門誌は、ほとんど製薬企業からの寄付等もあってＣＯＩ（利益相反）のるつぼにあり、大幅な出版制限、あるいは検閲さえあるとみてよい）からみて、ほとんど茫然自失と言うほかない。

さて、我に返って PubMed での検索ヒット数で上位10疾患をあげると、血小板減少６６３報、心筋炎５８７報、頭痛５５７報、血小板減少を伴う血栓症４３２報、自己免疫脳炎３５９報、深部静脈血栓症３００報、アナフィラキシー２４６報、心膜炎２１６報、血小板減少性紫斑病２１１報、リウマチ２０３報であった。それ以下の数のものをあげれば、論文タイトルのみを一覧にしただけでも軽く１００ページを超えてしまった。そこで、医療関係者他、利用者の便利なように、出版された数千の論文から総説論文だけを選び出して臓器・器官系別に分類整理してみた。その数は95篇に上る。これらの論文は全て翻訳して、ワクチン問題研究会のホームページ（https://jsvrc.jp/thesis/）から誰もがダウンロードできるようにしている。

賢明な読者は当然お気づきであろうが、厚労省に報告されている「ワクチン」接種後死亡報告における死因や、健康被害報告における病名等をキーワードとして検索をかければその数はさらに膨れ上がるに違いない。

要は、このようなやり方で、「ワクチン」接種によって引き起こされた様々な疾患や障害について包括的に把握することは所詮、限界があるのであって、厳密な研究計画を作成の上、戦略的に総合的、多角的な研究を実施しなければならない。

この「ワクチン」接種後の未曽有の広範かつ重篤な健康被害の実態とその内容について、周到綿密、計画的に広く深く科学のメスを入れることは、我々人間の体の中の免疫の仕組みや様々な調節機能、そしてその基盤にある分子メカニズムについて、生命原理をより深く理解する上で、千載一遇の機会であることも強調せねばならない。科学的アプローチを冷静に一歩一歩進めることによって我々がまだ知らなかった様々な事実が次々と解明されるであろう。

スパイクタンパク質症(Spikeopathy)

このように、多種多様な疾患の発現をどのように考えるべきか？　通常、医学では疾患について、一元的にその根底にある発生病理(pathogenesis)を解明することによって、疾患実体(disease entity)として定義し、それを理解して適切に研究を進めることで、診断法、治療法、そして予防法を開発できる。

今回の「ワクチン」接種後の健康被害を俯瞰すると、あたかもパンドラの箱を開けてしまったように、事実上、ありとあらゆる疾患が「ワクチン」接種後の有害事象として世界中から報告されている。

何も世界の論文報告を引き合いに出すまでもなく、厚労省に挙げられた「ワクチン」接種後の死亡報告について、拙著論文で集計整理して提示したように、その死因は、医薬品の有害事象報告の国際用語集に基づいて分類すると、血管系障害、心臓障害がほぼ半分を占め、続いて非常に多くの疾患が報告されており、前述のように事実上すべての臓器・器官系に渡っている。

これは、COVID vaccine および side effect をキーワードとして、日本の医学会で報告された「ワクチン」接種後に有害事象として医師が診療した様々な疾患名について PubMed 文献検索で同定された「ワクチン」接種後の有害事象(副作用)報告から明らかになった驚愕する事実でもある。

さて、わが国では「ワクチン」について、「副反応」という言葉で、事実を恣意的にあいまいにする非科学的な言説がまかり通っているが、ここであえてきっぱりと指摘しておかなければならない。規制当局が準拠する国際規約であるＩＣＨガイドラインによれば、自発報告された有害事象は薬物有害反応(adverse drug reaction, すなわち副作用)として定義されることになっているし、ＣＤＣ(米国疾病対策センター)による「ワクチン」に関するドキュメントでも副作用(Side Effects)という用語で説明されている。

医学の伝統に従って、「ワクチン」接種後に起こる疾患の成り立ちを一元的に捉えようとすると、それぞれ独立した疾患概念として既に定着している、事実上ほとんどの疾患を網羅的に一元的に説明できる病理発生プロセスを突き止めなければならないことになる。独立したありふれた病気から希少難病に至るまで、知られているほとんどと言っても良いほどの疾患、例えば２０２０年に初めて提案されたVEXAS症候群までもが、「ワクチン」接種後の有害事象として報告されているが故に、おそらく誰もがこれを「ワクチン」によって説明することなどできるのか、といぶかしく思うかもしれない。

しかしながら、製薬企業から規制当局に提出されたMessenger RNA脂質ナノ粒子(mRNA-LNP)製剤の体内組織分布データから、本剤が事実上すべての臓器組織に分布し、取り込まれていることが明らかである(off target：的外れ)。mRNA-LNPを細胞が取り込めば、その細胞は、目論見通りスパイクタンパク質を産生し放出する(over production：過剰産生)。そして、その異常な細胞は、目論見通り免疫細胞によって産生された抗スパイクタンパク質抗体によって攻撃を受けることになる。障害を受けた細胞に対して、新たに自己抗体が形成され、自己免疫炎症状態が起こることになる(out of control：制御不能)。つまり、三拍子そろった多重錯誤なのである。

mRNA-LNPの分布から考えて、あらゆる臓器で特異的な疾患状態が発生することになる。また、スパイクタンパク質自体が細胞に対する毒性をもっているために、前記のような単純なストーリー以外にも、さらに複雑な病理現象が発生することになろう。こうして「ワクチン」接種後症候群としてスパイクタンパク質症(Spikeopathy)と呼ぶべき特異的な疾患概念が成立するのである。

mRNA-LNPという人類はじめての核酸製剤(遺伝子製剤)でありながら、その薬力学(pharmacodynamics)から薬物動態学(pharmacokinetics)等々、最もオーソドックスな医薬品の薬理学について必要十分な解明がなされないまま、人に投与された結果、このようなことが起こっている。実は、mRNA-

LNP製剤「ワクチン」接種が始まって半年経った時に厚労省に副作用報告として上がっていた死亡者数は700人を超えていた。その報告の一覧を集計整理して論文にまとめて、心血管系の障害はもとより、神経系、自己免疫疾患、がん、感染症等々様々な問題が今後に起こるであろうことを警告し、直ちに何をすべきかを記したのだった。(1)

全国民に「ワクチン」接種手帳を！

「ワクチン」の接種歴について、医師はいかなる診療の場合においても聴取記録しておかなければならない。これは医師医療者の注意義務である。そのことは、2022年に臨床評価誌に出版した「ワクチン」接種後被害の実態に関して厚労省に報告された死亡例をもとに解析洞察した結果を報告した論文に明記した。

それは、mRNA脂質ナノ粒子製剤「ワクチン」の作用機序から導き出される当然の医学的帰結であった。

「ワクチン」接種後の急性の致死的なあるいは重症化するような副反応(副作用)については、既に観測報告は論文としてはほぼ集積しているが、中長期的あるいは遅発性の毒性についての報告はこれからに待たねばならない。「ワクチン」接種後2年、3年と経た最近になってから、私の妹の場合もそうであったが、異常なスピードで進展するがんの相談が相次いでいる。高知県梼原町の小児科医で公衆衛生学専門の宜保美紀医師らは死亡統計の厳密な解析によって、特定のがん腫の年齢調整死亡率が「ワクチン」接種後に上昇していることを突き止めた。朝日新聞は2023年5月6日の朝刊でコロナパンデミック関連超過死亡について一面トップで報じ、その調査結果を1ページを使って詳細に解説したが、年齢調整をしていないために、見かけの超過死亡を捉えて、その根底にある「ワクチン」接種による極めて特異的な健康問題が生じていることを明らかにすることができなかった。言うまでもなく1年1年人間は歳をとり、その人口の年齢などの構成が移り、高齢化に伴って死亡率も高くなることから、特に団塊の世代がこの間に後期高齢者入りするために起こる変化を適切に調整しなければ超過死亡が本当にあるのかどうかの判断を誤ることになる。宜保医師は、極めて注意深く国民統計を解析し、「ワクチン」接種後に卵巣癌、白血病、前立腺癌、口唇／口腔／咽頭癌、膵癌で、年齢調整死亡率が高くなっていることを突き止めたのだった。

これらのがん腫に共通するのは、エストロゲン受容体を発現していることである。スパイクタンパク質がエストロゲン受容体に結合して、がんの増殖を早めていることが基礎的な研究報告から推測される。無論、それだけでこれらのがんによる死亡率が高くなっていることを説明することはできず、個々人の身体のがんに対して本来備わっている防御機能の著しい低下があると考えざるを得ない。その候補の1つが、「ワクチン」頻回接種によって産生されるIgG4抗体と考えられる。宮城県立がんセンター消化器内科の虻江誠医師は、膵癌の患者さんの血清中のIgG4抗体を測定して、その値が高い人たちは、予後が悪いことを見出している。今後、さらなる研究が必要であるが、「ワクチン」接種により、当初はまともな抗体が産生されてコロナ感染による深刻な症状は抑えられたのかもしれないが、結局IgG4抗体が高い人において感染防御不全やがんの発生や予後不良が起きるとしたらそれは重大な問題となろう。

海外の研究者の誘いで、「ワクチン」接種後の急性リンパ性白血病の症例発表に寄せて、わが国における悪性リンパ腫に関連した学会報告について情報提供し論文化したが、非常に悪性度の高い悪性リンパ腫が、「ワクチン」接種後に突如として発生するような事態が、日本のみならず海外でも医師によって気づかれている。いずれにせよ、このようなデータが出ている以上は、厳重な長期間のフォローアップが必要である。

国民健康にこのようなことをしでかした国・政府・厚労省、そしてそれをあおった専門家と称する者たち、そしてマスコミは、この「ワクチン」接種によるあらゆる健康被害に対して、現在は言うに及ばず、将来も全責任を負わなければならない。あえて、ここで強調したい。直ちに為さねばならないことは、全国民に対して、ちょうど原爆被害者に対して行ったように、被爆者健康手帳ならぬ「ワクチン」接種手帳を発行配布し、現時点では体調に問題ない人もまず医師のスクリーニングを受けていただくことである。これはベースラインデータとして必須である。

私の身近な人々の場合

ここで、何故「ワクチン」接種手帳が必要か、改めて自分の身近な問題として捉え直してみよう。

健康・医療について考える原点は、あくまで自分の健康管理と、いざ病気になったときに、どのような医療をどのような環境でどのように受けたいかという問いかけである。よって、私自身の「ワクチン」についての見解と対応、子ども達への助言と各人の反応と結果、自身の健康管理について述べておかねばならない。

序章で述べたように、新型コロナウイルスが日本に上陸してより、私はこの疾患について、可能な限り情報を集め、どのように対処するべきか、それは論文にもしたため発表してきた(臨床評価202 0年)。そして、「ワクチン」についても、それによってこのパンデミックが解決すると考えるのは妄想であると断じた(臨床評価2021年)。理由は単純である。パンデミックは広がった後、時を経て必ず収束するし、このウイルスは次々と変異する性質がある。「ワクチン」では対応できないということ。Messenger RNA「ワクチン」という新技術によるものであっても、実際にそれが世に出る頃には、ウイルスはまた変異してしまっているであろうし、何よりもこの新技術による「ワクチン」についての安全性が全く確立していない等々、ごく基本的な医学生物学的知識から導かれる単純な結論である。

感染症対策は、一人一人が感染防止の基本的な日常生活や行動の注意事項を守ることと、一層体調管理に注意して免疫力の低下を防ぐこと、これに尽きる。

私は学生の時、当時もまだ大きな問題であった結核について授業で教わったことを決して忘れていない。〃大気、安静、栄養〃、これが結核を予防し、また治療する基本である。今回のCOVID-19も呼吸器感染で、かって猛威を振るった国民病であった結核と全く同じであり、この3つの基本を徹底することに尽きる。したがって、子どもたちにも身の回りの者にも口を酸っぱくしてそれを説いて回った。

当然、子どもたちには「ワクチン」を打たないように伝えた。3人の子どものうち、長男は医師であり大学病院に勤めているためにほとんど強制状態で接種を受けたが、本人は「ワクチン」については肯定的に見ていた。長女は、私が「ワクチン」は打たないほうがよいと言うと、「「ワクチン」打たなかったら村八分だわ、それにコロナ後遺症は身近にもいて辛いんだから」と言って接種したが、副作用はきつく1週間ほど寝込んだと言っていた。それでも懲りずに2回目も接種して、その後すぐに一家全員コロナに罹ってしまったのだった。以後「ワクチン」は打っていないと思う。

下の娘は獣医をしているが、唯一私の考えに賛成し、「ワクチン」接種はしなかった。結局、昨年2023年の春ごろだったか、一家全員がコロナに罹ったが、夫が少しひどかっただけで、本人も3人の孫たちもなんともなかった。2022年の早春だったか、そのうちの一番上の孫が「においがわからない」と電話してきたので、「放っておきなさい、検査は受けるな」と話した。しっかりうがいをして暖かくして疲れないようにしなさいとだけ話した。それだけのことである。医者にもかかっていない。

私には妹が2人いるが、無論、妹夫婦にも「ワクチン」を打たない方が良いことは話した。しかしながら、全く聞く耳を持っていなかった。もちろん、私は言い争いもしない。昨年の初夏に、上の妹の夫である義弟から電話があり、「雅典さん、謝らなければいけない。○○が乳がんになっちゃたわ」と伝えられた。実はこの妹は、「ワクチン」を2回打った後、リウマチ性多発筋痛症(PMR)を発症してステロイドを投与されている。その時に、「それは「ワクチン」のせいだから「ワクチン」を打つのをやめなさい」と忠告した。にもかかわらず、さらに2回打った後に、乳がんがあっという間に5センチの大きさになって気づいたのだった。私の専門はがんの内科であるが、このような大きな乳がんは私が愛知県がんセンターに就職した1980年初頭までは診ることがあったが、その後はほとんどお目にかかることはなかった。明らかに異常なことが起こっている。ちなみに、私の両親、祖父母、親戚関係にがんは全くなかった。

私は、もともと、インフルエンザワクチンも1回も打ったことがなく、インフルエンザに罹って寝込んだこともない。正直に言って、このコロナ「ワクチン」については初めから全く意に介することはなかった。2021年の春だったか、市からか、県からか「ワクチン」接種のための封筒が届いた。開封もせずじまいである。コロナにも罹っていない、否、2020年だったか2021年だったかの夏、友人と会食した後、ひどく喉が痛かったので、一晩中ほぼ1時間おき位にしっかりイソジンガーグルでうがいをし続けて良くなってしまった。ちょっと疲れたり何か熱っぽいなと思ったときにはすぐ休むようにしているので、罹っても、発病しなかっただけかもしれない。しかし、その養生法がや

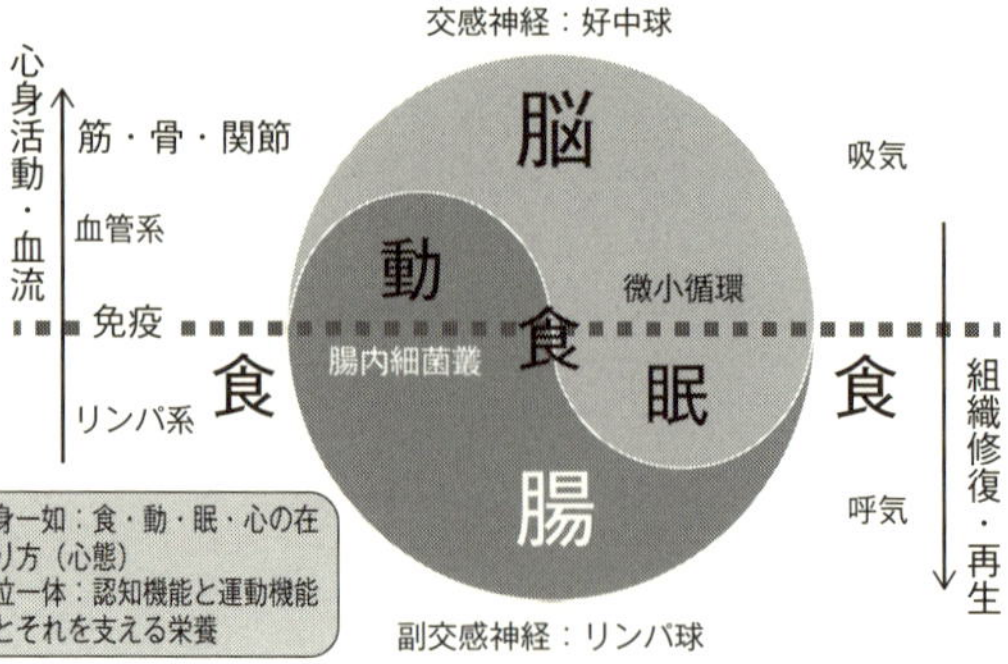

図1　食・動・眠・心の動的統合

はり重要なのではないかと確信する。

ちなみに、私の職場の同僚中、「ワクチン」接種した人たちは皆コロナに罹った。みんな軽かったが「ワクチン」を接種していない私ともう1人はこれまで罹っていない。共同事業をしている他の会社の職場でも同じようなことが起こっていた。つまり、「ワクチン」を打った人が罹り、打ってない人が罹っていないという逆説的な現象である。私はマスクは人混みでない限りは、あごマスクであるが、もちろん人とすれ違うようなところや、電車に乗る時とかエレベーターではちゃんと鼻まで覆っている。うがいは徹底してするし、風呂には毎日入って洗髪もしている。食事にも気をつけている。絶対に疲れないようにして、仕事は適当なところで切り上げる。満員電車には絶対乗らない。会議はほとんどズーム会議で、働き方改革を実践している。特に食事と睡眠は重視している。

食事は生野菜や果物をたっぷり取り、魚と肉をバランスよくしっかりとるようにしている。部屋を暖かくして湿度を60%近くに保つようにしている。乾燥する冬は湿度が40%くらいにしかならないため、濡れタオルなどを干して寝ている。睡眠には十分な時間を確保するように努めている。全て2020年初に臨床評価誌に書いた通りである。かつて私が子どもだった頃までは結核が国民病であり、医学生の頃に、結核に対しては大気・安静・栄養が、療養指導の根本であることを叩き込まれた。そして今、これに加えて、私は、食・動・眠・心のあり方を根本において健康を考えるようにしている。それらの動的統合こそ健康・医療の核心中の核心である(図1)。

身近な経験から臨床科学へ

以上の経験的な幾つかの事実から、以下の基本的な課題に対する回答が得られれば、この「ワクチン」の有効性と、感染防止に真に有効な公衆衛生上の方策立案と実施について非常に重要な示唆が得られる。

例えば、

1.「ワクチン」接種を受けた人がコロナに罹り、接種を受けていない人が罹ってないという複数の身近の事実からこの「ワクチン」の有効性とは一体何か、という素朴な疑問を抱かざるを得ない。すなわち、「ワクチン」接種者と非接種者におけるアウトカム(感染割合、入院割合、重症化割合、死亡割合、そしてコロナ感染後遺症割合等々)についての厳密な比較考量が必要である。

2.「ワクチン」接種者における「ワクチン」接種回数と感染時期の関係

3.「ワクチン」接種と感染波と「ワクチン」接種者における感染者の推移
4.「ワクチン」接種による健康被害の割合と、「ワクチン」接種者におけるコロナ感染後遺症の割合
5.「ワクチン」接種者、非接種者におけるコロナ感染者と非感染者、それぞれの感染防止にかかる生活習慣の比較検討
6.「ワクチン」接種者と非接種者における「ワクチン」を接種するか否かの意思決定・判断の根拠と5との関連性、つまりコロナに罹るか否かを分かつ要因に関する分析

等々、次々と臨床医学的、疫学的、根本的な検討課題が浮かび上がってくる。以上の課題についてのアプローチは容易であり、すでにわが国は解析に必要十分なリアルワールド・データを保有している。すなわち、厚労省の構築してきたHER-SYSと総務省の保有するVRSの2つのデータベースがあればデータサイエンスを駆使して、相当なレベルの解析評価が可能である。これらのデータを研究者が自由に解析できるように、厳格に匿名化した上で必要な手続きを経てオープンサイエンスの扉を開くべきであろう。データ駆動型社会に移行しつつある今こそ、国家レベル、否、国際レベルで英知を結集する時である。

「ワクチン」接種者と非接種者の集団について、前記のようなリサーチクエスチョンのもとに、厳格な研究をすることは難しいことではない。厚労省や総務省が保有しているリアルワールド・ビッグデータを用いて、適切な解析をすれば、結論を導くことができる。これをしないのは、医学会並びに

行政の無能であり怠慢でしかない。

他人任せにしていても、いつまでも埒があかないことは明白だ。機会をとらえて、前記の重要課題に答える可能な方法を試みる覚悟を決めた。

たまたま頼まれた講演でその話になって千載一遇のチャンスが巡ってきた。

去る2023年12月20日に一般社団法人日本中小企業経営審議会が主催した1000人規模のイベント参加者を対象に簡単なアンケート調査を行ったところ、参加者のほとんど(921人)から回答が得られた(回収率92％)。参加者の構成は、図らずも「ワクチン」接種、非接種ほぼ半々で、結果として症例対照研究となった。解析の結果、「ワクチン」接種者は非接種者に比べて有意にコロナ感染割合が高かった($p<0.001$)こと、入院割合は共にほぼ2％で有意差がなかったことが判明した。おまけに接種回数が多いほど感染割合が高かった。このデータは、米国クリーブランドクリニックの研究者が発表した論文のデータ、オーストラリア・ニューサウスウェールズ州政府が公表しているデータとも符合する。

ただし、このアンケート調査においては、イベントに参加できる人たちはそれだけ元気な人であるから、コロナに感染して、あるいは「ワクチン」によって亡くなった人はもとより、健康被害を受けて現在も体調が良くない人は調査対象となっておらず、コホートは900人そこそこであり、この結果を一般化すべきではない。しかし、「ワクチン」接種者と非接種者の間に一体どのような差があったのか、全国民レベルでの厳格なリアルワールド・アウトカム調査を行うべきであることを示すには十分なデータである。

リアルワールド・データによる「ワクチン」接種者と非接種者におけるアウトカムの違い、わかりやすく言えば、COVID-19感染割合、入院割合、重症化割合、死亡割合についての解析をすることによって、初めて「ワクチン」の有効性が示され、政府が「ワクチン」接種を全国民に推し進めてきた「利益がリスクに勝る」という言い分を検証することができるのではなかろうか。

この結果は、重大である。何兆円もの血税を投じて、半強制的に「ワクチン」接種を全国民に推し進めてきた国・政府がとった「ワクチン」に依存したコロナ対策について、平成25年に日本再興戦略JAPAN IS BACKで提示したPDCAを自ら実践すべきではなかったのか？　百歩譲っても、現時点までに投じた予算に見合った効果は得られたのか、様々な角度から検証すべきである。

一筋の光明と韻を踏む医学史

全国有志医師の会によるアンケート調査によれば、コロナ「ワクチン」接種後の健康被害で受診される患者さんの50％以上の人たちが一般・全身障害ないし神経系障害を訴えていることが判明している。兵庫県宝塚市で開業されている児玉慎一郎医師は「ワクチン」接種後の健康被害の患者さん80人を診てきたが、そのうちの28人（35％）が等しく神経・精神及び全身性の健康問題を訴えており、それらの方々は、筋痛性脳脊髄炎／慢性疲労症候群（ME／CFS）臨床医の手引書（International Association for Chronic Fatigue Syndrome/Myalgic Encephalomyelitis）に記載の臨床診断基準を満たしていた。児玉医師は同手引書や同疾患に関する論文からビタミンDに注目して、患者さんの血中の25(OH)ビタミンD濃度を測ったところ28人中27人が不足または欠乏していることを見出した。そこで、魚や椎茸などのビタミンDが豊富な食品の摂取や陽に当たることを心がけるように療養指導したところ、患者さんの血中の25(OH)ビタミンD濃度の正常化に伴ってME/CFSの診断基準を構成する8つ以上の症状が1つずつ軽快していったのである。結局、28人の患者さんにおいて、ME/CFS診断時点での症状数(平均10・8)はビタミンD補充療養指導によって血中のビタミンD濃度が正常化した時点では半分以下(平均4・6)になっていた。

飽食の現代において、ビタミン欠乏なんてあるのだろうか? かつて私が子どもだった頃までは、くる病をおこすビタミンDの不足は深刻な問題であり、肝油を飲まされたり、ビタミンD強化乳が推奨されていた。いつ頃からか、むしろ過剰が問題となり、ビタミンD不足/欠乏は過去の話となっていった。ところが、2010年にビタミンD欠乏パンデミックと題する警告論文が発表されるや欧米各国からビタミンD欠乏を報告する論文が相次いだ。わが国ではようやく2023年になって、東京慈恵会医大の越智小枝教授の研究グループによって5000人を超す健常者を対象とした厳密な調査の結果、驚くべきことになんと98%がビタミンD不足ないし欠乏状態であった。この調査は、COVID-19パンデミック前の採血によるものであったが、パンデミックが始まった2000年以降のデータは、2023年に国立成育医療研究センターの山口晃史部長の研究グループによって、同センターの医療従事者のほとんどが、やはりビタミンD欠乏状態であることが報告されたのである。

「ワクチン」接種による健康被害の患者さんの中に相当数のME／CFS診断基準に一致する人たちがいること、それらの人たちがビタミンDの不足／欠乏状態にあること、ビタミンDを適切に補充することによって症状が明らかに改善すること、COVID-19感染症においてビタミンD欠乏は重症化リスクであり、ビタミンD投与によって有意に重症化が少なかったとするメタ解析を含む多くの論文があることから、早急にCOVID-19感染症及び罹患後症状の診療ガイドラインにビタミンDについて記載すべきであること、そして何よりも、おそらく国民の多くがビタミンD欠乏状態にあるかもしれないという懸念があることから、ワクチン問題研究会として、2024年3月28日に厚労省において緊急記者会見を開きこれら一連の事実を公表した。

ここで、私は脚気の話を思い出さずにはいられない。かつて結核も脚気も国民病であった。明治時代、海軍軍医総監高木兼寛はパンを主食とする欧米食によって水兵は脚気にならないことに気づき、海軍の食事をパンを主食とする欧米食に切り替えた。一方で、陸軍は軍医総監森林太郎(鷗外)のもと、脚気細菌説に固執、米食の優位を信じて白米主食を押し通した。ランセット誌に掲載された高木の講演のデータによると、海軍では1885年を境に脚気はほぼ消失している。然るに、陸軍では日露戦争で25万を超える兵士が脚気に罹り、2万数千人が死亡したのだった。

この歴史的事実はさらに遡って、有名な細菌学者ルイ・パスツールによる疾病に関する病原体説と医師アントワーヌ・ベシャンによる宿主説に重なり、そのまま、今日の「ワクチン」一辺倒のコロナ対策と重なるのである。私たちは、謙虚に歴史から学ぶべきことを学ばねばならない。そして、あくまで、現実においては、事実を事実として、あるがままを真摯に受け止めねばならない。科学を信仰としてはならないのである。

注

（1） 福島雅典＝平井由里子＝中谷英仁＝西村勉「COVID-19ワクチン接種後の死亡と薬剤疫学的評価の概要：全国民ベースの概観と提案」福島・前掲「はじめに」注（1）69頁。

第三章　繰り返される薬害

薬害を生む構造的背景

これまで mRNA 脂質ナノ粒子製剤「ワクチン」によって何が起こったのか、そして今どうなっているのかをざっと見てきた。

どうしてこのような惨禍(忌まわしい災い)が起きてしまったのか？　どうして政府も大手メディアも素直に事実を認めようとしないのか？　「ワクチン」による多くの死亡、健康被害など無かったことにしようとでもいうのか？

しかしながら、この「ワクチン」惨禍は例外ではない。〝過去を記憶できない者は、過去を繰り返すよう運命づけられている〟とはスペイン生まれのアメリカの哲学者、サンタヤーナの言葉である。

〝歴史から学ばぬ者に未来は無い。歴史に目を瞑る者は、ついに現在を観る眼をも失う〟

「ワクチン」接種後の死亡、その不都合な事実。紛れもなく、これは人類未曽有の薬害、否、惨禍が人為的にもたらされたものであると断じたい。

私たちは何を反省し、ここから何を学ばなければならないか？　序章にも記したが、ぜひ読者諸兄には、インターネットでイレッサ事件を見ていただきたい。

イレッサは、分子標的抗がん薬の先鞭を切った薬で、わが国が最初に承認したが、市販まもなく、投与された患者さんが次々と間質性肺炎で亡くなり大きな薬害になった。結局イレッサによって、公式に認められているだけでも700人を超える患者さんが亡くなったのである。

イレッサ事件の経緯と、私が原告側証人として証言をしたのは序章で記した通りである。薬害イレッサ西日本弁護団の弁護士の先生方によってまとめられた、裁判での私の証言記録(要約)を以下に転載する。

イレッサの薬害はなぜおこったのか

はじめに

肺がん治療薬ゲフィチニブ(商品名イレッサ)の副作用のため、多数の患者が死亡するという深刻な薬害が発生している。この薬害事件については、被害者から国と製薬企業(アストラゼネカ社)を相手どって、損害賠償訴訟が提起されている。この訴訟で、原告側からの要請にもとづいて、大阪地裁と東京地裁に出頭して出廷し、証言を行った。以下は、大阪地裁で行った証言の記録をまとめたものである。

薬害イレッサ裁判福島雅典証人証言記録(要約)

ゲフィチニブは、日本では、有効性が実証されず、欧米では使用されていない。米国では、一旦、承認されたが、約1年後に使用が停止になり、欧州では、承認申請が取り下げられている薬である。この薬は分子標的薬として華々しく前宣伝されたが、日本で行われたすべての比較臨床試験で、有効性は実証されず、日本においては、奏効割合は、20%に達したが、延命効果にはつながらなかった。この事実は、改めて、奏効割合のサロガシーの生物学的、臨床試験上、医薬品の開発上の大きな現代科学の限界を、我々の前に提示した。欧米に先駆けて、承認され、米国で使用が停止されてからも、日本では、使用され続け、そのため、副作用による死亡数は企業が認めているだけで、2007年3月末の時点で706名に達している。

第1の副作用は、間質性肺炎。極めて重篤で、患者は非常に苦しむ、抗がん剤による副作用の中で、最悪のものと言ってよい。日本で、2002年7月の承認・市販直後より、間質性肺炎による死亡が報告されリスク・ベネフィット比が何度も問題になったが、ゲフィチニブでは、単剤で間質性肺炎等の急性肺障害が確実に数%の患者に起こり、その約半分が死亡するのである。延命効果の証拠がないままに、日本では市場に今も残り、使われ続けているという異常さは、昨今の科学的根拠に基づく医療(EBM)の潮流からみても理解不能である。欧米における有効性に関する科学的常識が日本では、当局はもとより、専門家、日本臨床腫瘍学会という米国臨床腫瘍学会(ASCO)に追随する集団においてさえも通用しない。これは、日本においては、科学が適切に実践されていない1つの典型的な証拠であろう。

かつて、日本では、クレスチン、ピシバニールという有効性が実証されていない薬に、国民は1兆円を越すお金をたかだか十数年の間にドブに捨てたが、今回、ゲフィチニブにおいては、金額では、及ばないものの、企業が認める706名の副作用死亡数をもってすれば、国民的被害はクレスチン、ピシバニールの比ではない。クレスチン、ピシバニールにおいては、副作用死亡はほとんど報告されていないし、しかも、この薬は国産であった。約19年前である1989年12月にネーチャー誌でクレスチン、ピシバニールをとりあげ、日本における科学の実践の問題を指摘したが、いっこうに科学が正しく実践されず、余命が限られた多数の患者に副作用死亡という人類史上、前代未聞の薬害をもたらしたのである。日本におけるこのような poor practice of science(お粗末な科学の実践)は、あたかも科学技術立国を標榜する我が国のシンボルのようである。

こうした日本の科学の現状を一日も早く脱却して、本件のような深刻な薬害を二度と繰り返さないために、この証言記録が少しでも役立つならば、まことに幸いである。

京都大学医学部附属病院教授
探索医療センター検証部長兼外来化学療法部長(財)先端医療振興財団・臨床研究情報センター研究事業統括
福島雅典

【証言要約】

◎第1　経歴、業績

「経歴表」を示す。

先生のご専門は、この経歴表に見られるとおり、実地医療としてガン化学療法に携わってこられ、また、他方で、薬剤疫学の研究者として薬害防止をテーマにしてこられたというですね。

↓はい、そのとおりです。

◎第2　薬剤疫学について

甲F15（『メルクマニュアル』第16版、日本語版第1版）2538頁を示す。

『メルクマニュアル』では「すべての治療努力において、それぞれ特有の臨床状況と患者のために、危険は便益よりも重んじられねばならない」と指摘されていますが、これはどのような意味でしょうか。

↓当然のことながら、医薬品には副作用がございます。それはさけることはできません。ですから、その副作用と、患者さんが得るであろう便益、効果、有効性を天秤にかけて、有効性が常に副作用、危険性よりも上回っていない限りは、その薬は患者さんには投与すべきではないということです。

そうした考え方は、医薬品の承認審査の際にも妥当する考え方でしょうか。

→当然、そういうことになります。医薬品を承認する際には、より厳格に、そのことを判断しないかぎり、使用する方としては、非常に困ったことになります。

ですから、患者さんにその薬を投与する場合に、実際、その時点に集積されているデータからリスク(危険性)、ベネフィット(便益)が一般的にはどの程度であるかということは、審査の過程で明らかにして、それを使う人がわかるように、その情報を提供することが不可欠になります。

甲F16(パネルディスカッション「医薬品の適正使用と副作用防止の科学」「薬物療法と因果関係」)43頁の項を示す。

先生は、このパネルディスカッションのまとめで、「薬物療法をひとたび始めたら、つまりくすりを飲み始めたら、何が起こっても、極端に言えば電信柱にぶつかっても、くすりのせいではないかと考えるべきである」とされていますが、臨床試験などで有害事象が生じた場合、その有害事象が被験薬の作用によるものかどうか、ということは、どのように考えたら良いでしょうか。

→これは極めて重要なことでございまして、通常、臨床試験では、まだ人に初めて投与して間もないわけで、十分な経験がございませんから、因果関係について簡単に判断することができません。これは、その有害事象がおきたときに、例えば電信柱にぶつかっても、あるいは転んでも、あるいは交通事故であっても、あるいは自殺であっても例外ではありません。

これには、過去に苦い経験といいますか、非常に重要な事実がございます。かつて、インターフェロンが投与されたときに自殺者がでた。そのときには、初めは、それは自殺だから個人の事情によるものではないかと、医師も考えたわけです。しかしながら、その後、そういう例が続いた時点で、これはおかしいということに医師が気づいて、インターフェロンにより鬱状態が発生して、それが自殺企図につながっているということに最終的に結論がつきました。

ですから、最初の段階で、すべて日常生活を障害するような事象が起きたときには有害事象と定義して、それは全部カウントします。そして、ファイルした上で、それが本当に薬によるものかどうかを解析する必要があります。ですから、その時点で即断して、それは関係あるとかないとかという判断をしてはならないということでございます。

◎第3　イレッサについての取組

甲E22(2005年1月福島先生意見書)、甲E15(2005年3月福島先生意見書)、甲E23(2005年6月福島先生意見書)を示す。

これらの意見書は、イレッサのI－SEL試験の結果などを受けて、イレッサの問題について総括的にまとめて提言されたものですね。

→はい、そうです。

先生が、イレッサについて、こうした意見書を提出されてこられた理由を、まず、簡単におっしゃ

っていただけますでしょうか。

→イレッサは、承認されて1か月も経たない内に、何人かの死亡例がでました。つまり、「シグナル」がはっきり提出されたということです。

ですから、これに対して、10月当初、私がメディアから取材を受けました時に、するべきことをはっきり申し上げました。

つまり、その時点で全例調査をかけるべきであるということです。

そして、間質性肺炎というものが特に問題であるから、それに関するリスクのあるような人は投与をさけるべきであるということです。

さらに、投与の対象を、標準治療を行って反応のない人、そういう人に限るべきである等述べました。

しかしながら、当局は、すぐに実効性のある手段を講じませんでしたので、その後ずっと検討会など聞いてウォッチしていまして、これは、きちんとした意見書という形で述べておく必要があると考えたのです。

ですから、その時点で、私のもっている知識と、得られる情報をレビューした上で、必要な事柄を、私の判断に基づいて、意見書にしたためて提出した次第であります。

◎第4　イレッサ承認の適否とその理由について

本件で問題となっているイレッサは、手術不能又は再発非小細胞肺癌に対する抗ガン剤として平成14年7月5日に承認されましたが、まず結論として、イレッサを承認したことが妥当であったか否かにつき、証人はどうお考えですか。

↓私は、あの時点では、私はイレッサを承認すべきではなかったと考えます。当時、厚生労働省の責任ある地位の方とも話しましたが、アメリカのFDAが承認していないものについて、安易に通すのは問題があるから慎重にした方がよいとはっきり申し上げました。

仮に、先生が審査委員であったなら、この承認の適否については、明確な誤りであったのか、非常に微妙な問題であったのか、どのようなレベルだったとお考えですか。

↓私が審査にタッチしていたら、絶対に通すことはあり得なかったと、いまでも信じます。明確に承認すべきではなかったと言えます。

イレッサを承認すべきでないとお考えになる一番の理由はどこにありますか。

↓1つは、当時既に明らかになっていたであろう比較臨床試験の結果について、データが得られていない、つまり、そのデータを見ない限りは、判断できないということです。

もう1つは、当時、海外からEAP（治験外使用）ということで、臨床試験外で用いられた患者さん等の副作用の情報が十分に集積していたこと。その中に、非常に強い副作用による死亡例もあったということです。
ですからそれらについてのデータがその時点であった以上は、もう少し安全性について十分なデータあるいは有効性に関する延命効果に関するはっきりした証拠がない限りは、通すべきではないと考えられるからです。

いまおっしゃった、まだ結果がでていない比較臨床試験というのは、ＩＮＴＡＣＴ試験のことですか。

↓そうです。

甲Ｅ23（２００５年６月福島先生意見書）４頁を示す。
今言われたイレッサの安全性に関する問題ですが、証人の意見書に、イレッサの「承認前の有害事象および副作用情報に関する問題」として３つの問題点が記載されています。これらの点から承認前にイレッサの安全性に問題があることが分かっていたということでしょうか。

↓はい。

それでは今の点を順にお聞きしますが、まず第１番目として、承認前に実施された臨床試験において肺に関する重篤な有害事象死が２・５％（17／６７７名）あったのに、有害事象と副作用死を区別することで急性肺障害・間質性肺炎という副作用のシグナルを過小評価したということが述べられていますが、これはどういう趣旨でしょうか。

→これは、有害事象を、安易に因果関係あり・なしという判断をしてはならないという、まさにその点にかかわることでありまして、副作用として因果関係があるとして、有害事象から副作用だけを切り出してきますと減ります。ですから、いきおい、パーセンテージとしては低くなる可能性があるわけです。

しかしながら、実際、その判断は、きわめて厳密にしないと危ないわけでありまして、既に説明しましたように、例えば自殺についても、過去にそういう経験があるわけですから、安易に判断してはならないということです。

このような点から、イレッサについては過小評価に至ったのではないかと思うわけです。ですから、実際には、臨床で用いたときに、有害事象としていろんな患者さんが事象を起こしますから、それらを念頭において置けば、我々医師としては、有害事象のデータがきちんとあった方が役にたったということです。

そうすると、臨床試験における有害事象というのは、副作用のシグナルとして、十分検討されなければならないと、こういうことでしょうか。

→正しくそういうことです。

肺に関する重篤な有害事象死が2・5%あったというデータは、それだけで十分に注意すべきデータと言えるのでしょうか。

↓肺における有害事象というのは、典型的にはブレオマイシンの経験があり、間質性肺炎によって非常に苦しんで患者さんがなくなるということを我々は身をもって経験しています。特に、抗ガン剤の副作用の中で、肺障害、肺に関する毒性というものは、ある意味で最もおそろしいもの、注意しなければいけないものであります。

それがパーセンテージのオーダーで2・5%といいますと、40人に1人です。これは非常に高頻度と言ってよく、極めて重大な副作用です。

間質性肺炎の場合は、人工呼吸器につながないと救命できないとか、あるいは、非常に早くみつけてステロイドを大量に投与しないと救命できないということがはっきりしておりますので、非常に重大な副作用で、白血球減少の比ではありません。

そうすると、この2・5%の有害事象死が、十分に検討されていれば、急性肺障害・間質性肺炎が今回のイレッサの副作用に含まれるということも十分予測できたのではないか、ということでしょうか。

↓当然予測できました。また、この時点で既にでていた日本における臨床試験133例でも重篤な有害事象として、間質性肺炎あるいは肺炎と診断されるものが、2つあわせると5・3％(注：(3＋4)÷133×100＝5.3%)と報告されており、これはきわめて重大なことです。

次に、日本人133例のうち、3例の間質性肺炎と4例の肺炎があったというデータですが、これはどのように評価すべきだったのでしょうか。

→一言で言えば、おそろしい数字と言わざるを得ません。つまり、臨床試験で、133人のうち3人に間質性肺炎がおこるというのは非常に重大な事実でございます。

この133例のうち3例ですと、間質性肺炎の頻度は2・3％となるのですが、このことが添付文書に記載されていなかったという点は、どのような趣旨でしょうか。

→この点を添付文書に書いてもらわないと、使う方としては、非常に困ります。133例において3例の間質性肺炎が臨床試験で起きているのに、「頻度不明」とされるのは、極めて不可解です。

頻度は、明らかであったということですね。

→はい、頻度はこの時点で明らかだったし、母数として133例というのがあるわけですから、それをきちんと記述して、医師がわかるようにしてもらわないと、診察に非常に不都合です。間質性肺炎は、医者にとって、ある意味で非常におそろしい副作用なわけですよ。患者さんが七転八倒して非常に苦しみますから、そういう副作用は、医者としては、絶対に起こしたくないし、避けたいのです。

単純に、抗ガン剤というと、白血球が減ったり、血小板が減ったりしますが、これらについては、我々は対処できるけれども、間質性肺炎の場合は、診断が1日でも遅れると、もう患者さんが死に至る確率が跳ね上がります。ですから、これは絶対に警告にしていただかないと、医師としては困るというのが正直なところです。

この臨床試験における間質性肺炎3例自体は、死亡例ではないのですが、それでも十分注意すべきだということなんでしょうか。

↓そのとおりです。間質性肺炎が実際に発生した場合には、ほぼ半分くらいがなくなる可能性が高いです。臨床試験のときには、非常に綿密に患者さんを観察してケアしますから、それは救命できるかもしれないです。しかし、ひとたび市場に出して、一般的な実地臨床として用いられた場合には、これを救命することはきわめて難しくなる。しかも、これは、内服薬で外来で患者さんが飲む薬ですから、その点はよほど注意しないといけない。そういうことは、これを審査する段階で十分わかっていたはずです。

次に、承認までに海外から報告された196例の副作用報告のうち、40例の肺障害と、それによる

22例の死亡例があったという点についてお聞きします。

乙K2を示す。

これは平成15年5月2日のゲフィチニブ安全性問題検討会で配布された資料ですが、先程の副作用症例196例のうち、40例の肺障害と22例の死亡例というのは、この資料に基づいているのでしょうか。

↓はい、そのとおりです。

被告国は、これらの副作用報告のほとんどを「症例の集積を待って検討」としたわけですが、この点についてどう思われますか。

↓実は、この資料を私が入手したときに、本当に愕然としました。このようなことが世の中にあってもいいものかと思ったわけです。

このように、医師が、関連性ありと報告してきているのに、「症例の検討を待って、症例の集積を待って検討」なんて、はっきり言って言語道断だと思ったわけですよ。

こういうことを審査の段階でしてくれて、添付文書にあげないと言うのは、われわれ医師を、患者さんを騙す以外の何ものでもありません。こんなことは、今までの薬害の歴史の中では本当にあったのかというふうに思ったわけですよ。

だからこれは、今もって私は信じがたい。なぜ、こういうことが起きたのか、どういう意図の下に、どういう根拠でこういうことが行われたのか。私は本当に知りたい。

審査の前に、これだけの書類がメーカー側から提出されていたにもかかわらず、これを当局が「闇に葬った」「臭い物にふたをした」と言ってはいけないかもしれない。でも、どうして添付文書にあげてくれなかったのか、また、警告にしてくれなかったのか、私は、この裁判できちんとしていただきたいと思います。

これは、医師として許し難いと、今でも私は思います。

この点、被告ア社は、この副作用報告の中に含まれるEAP(治験外使用)症例については、GCPに準拠して実施されていないので信頼性が劣るといった主張をしているのですが、この点はどうお考えですか。

↓これについては、2点あります。

まず、法律に基づいて、科学的に根拠を得るために、厳密な臨床試験をする中で、それ以外にEAPとして患者さんに投与するときに厳格さを要求しないということが、メーカーとしての責任がいささかおかしいんではないかと考えます。まだ十分なデータが出ていないときに、その臨床試験外使用をみとめて、それはGCPに基づいて使わないということ自体がおかしいのです。まだ、安全性、有効性についての確立した証拠がないわけですから、その時点で適当に飲んでもらっているからいいんだ、ということがおかしいのです。

もう1つは、臨床試験は、ある意味では、理想的な条件設定の下に患者を選んで、安全性についてまだ十分なデータがないから、言ってみれば、優等生を集めて、安全に投与できる患者さん、つまり腎機能、肝機能、肺機能もいい人を選んでやるわけです。しかし、ひとたびそれを承認して世に出したときには、十分な臓器機能が保たれている患者さん以外にも当然投与されるわけですから、その時点で、ぐっと安全性に関しては注意しないといけなくなります。つまり、アイデアル・ワールド、すなわち理想的な世界である臨床試験と、それから実際に一般の実地臨床で用いるリアル・ワールド、というのは非常に違います。ですから、臨床試験で得られたデータを実地臨床に適用できるかどうかという問題になります。

ですから、EAPでえられたデータというのは、むしろ実地臨床で使う時に非常に役に立つデータであるということから、これは臨床試験のときと同等、あるいはそれ以上に重んじなければなりません。ですから、EAPで得られたデータというのは、間違いなく実地臨床にもっていったときに同じように出てくるものと判断するのが正しいのです。

このように謙虚に全データを用いる、それを添付文書に反映させるというのが、薬害を防ぐ根本的な原則と言っていいと思います。だから、きわめて単純ですが、このように添付文書にあげることによって医師に警告しなかったから、これが前代未聞の薬害になってしまったということです。

また、被告ア社は、副作用報告症例のうち、重視されるべき副作用は承認された臨床用量（250mg）での副作用であり、それよりも高い用量での副作用は安全性評価においてさほど重視する必要はないかのような主張をしているのですが、この点はどうお考えですか。

→それは、全く科学的にナンセンスな話ですよね。

250mgで投与した場合に、感受性が高い人、あるいは臓器機能がいささか劣っているような場合には、当然副作用が出てくるわけですから、500mgで投与したときに起こる副作用も当然書いておかなければならない。ただ、そこをもう少し厳密にということであれば、500mgでこういう副作用が報告されていて、250mgではない、と書いておけばいいわけであって、500mgで起きた副作用というのは、やはり250mgでも起こるときには起こると考えるのが科学的な判断です。

それは、人によって薬剤に対する感受性が異なるということですか。

→感受性も異なるし、それからバイオアベーラビリティと言いまして、腸管から吸収されて、血中に移行したときに、血中濃度としてどれくらいになるか、人によって違います。また、食べる物とか何かによっても違ってくる可能性がある。人によって、実際、ゲフィチニブに関しては、個人間に血中濃度の差がすごくあるわけですよ。

だから、それは500mg飲んだときの血中濃度が250mgでも達成されてしまうということも起こり得るわけですから、500mgでのデータは必要ないんだというのは、全くの暴論で、科学を無視するものであるということです。

今回イレッサで問題となっている急性肺障害・間質性肺炎という副作用は、どの程度危険なものなのでしょうか。

→実際に医師として間質性肺炎の患者さんを経験した人であれば、もう直ちに分かることで、間質性肺炎を起こした場合というのは非常に大変でございます。人工呼吸器をつけないといけない事態となる。そして、早く診断していない限りは、ほぼ死ぬ可能性が高い。

私ども、抗ガン剤をしょっちゅう使っていますと、白血球の減少、血小板の減少というのは、しょっちゅう経験することですし、白血球の減少に対しては、G-CSFという白血球を増やす薬がございますし、血小板に対しても、輸血をすればいいということもございますので、対処する手段がはっきりしています。しかし、間質性肺炎に対しては、ステロイド以外は基本的にないわけです。それで効果がないと、人工呼吸器につながないといけない。人工呼吸器につながれば、もう、毎日当直しているようなことになりますから、極めて大変です。

それから、白血球が減っても、患者さんは熱がでない限りは、別に苦痛には感じない。ところが、間質性肺炎を起こした場合には、苦しくなりますから、これはもう、呼吸困難、言ってみれば窒息状態ということですから、患者さんは非常に苦しまれます。ですから、医者としては、この副作用は絶対に避けたい。

これは、極めて重大な副作用で、恐らく抗ガン剤による副作用、あるいは薬による副作用の中で、最も重視しないといけない副作用だというふうに考えていいと思います。

この急性肺障害・間質性肺炎というのは、イレッサのプロスペクティブ調査でも、約40％の致死率が出ているんですけれども、大体、このような致死率というのは、急性肺障害・間質性肺炎では標準的なものでというふうに考えてよろしいでしょうか。

↓そうです。今までのイレッサに関するレトロスペクティブ、プロスペクティブな調査で一致しており、ほぼ半分の方がなくなっています。

被告ア社は、間質性肺炎のみを取り上げるべきではなく副作用全体を比較すべきであるとして、イレッサには他の抗ガン剤にある血液毒性(骨髄抑制)はほとんど発生しないなどという主張をしていますが、この点についてはどのようにお考えですか。

↓薬の副作用全体をプロファイル、種類・頻度・程度について全体を議論しないといけないというのは、当然、そのとおりです。しかしながら、その中で特に重要な副作用として、何があるかということは患者さんのケア上、また、患者さんにとっても必須の事項ですから、それをとりあげるというのは当然のことです。

骨髄毒性の副作用というのは、間質性肺炎などとくらべると、医師としての管理の点からは、どのようなことが言えるのですか。

↓抗ガン剤一般に、多くの抗ガン剤が骨髄毒性をもっています。しかしながら、抗ガン剤については、この骨髄毒性が何日目に強く出てくるかということも分かっていますす。そうすると、白血球をふやす薬を既に人類は手にしていますから、それによって対処することが可能であり、抗生物質もございます。ですから、医者にとって、白血球減少というのは、今から20年以上前ならいざ知らず、今はもう、そういうことが起こることさえ分かっていたら、簡単に採血してチェックすることができますから、そういうのはすぐに分かる。ですから、これについては、医者は対処できる自信をもっています。

しかしながら、間質性肺炎については、いつどういう形で起こるかが分からないということと、もう1つは、診断がある意味非常に難しい。ですから、これに対処することが非常に難しいということがある。しかもステロイド単独で十分な効果が得られないケースがあるということから、白血球減少の比ではなく、同列に議論することはおかしい。また、抗ガン剤によってはほぼ全例白血球減少が起こるくらいの副作用を持つものもありますが、われわれは、難なく外来で使いこなしていますので、そういうものと比べたら、これはもう、比較にならないぐらい注意深く用いるべき薬です。

被告国は、イレッサ承認時の知見では、①間質性肺炎全般としてそれほど予後は悪くないと考えら

れていた、②薬剤性の間質性肺炎とそれ以外の間質性肺炎とで予後に特段の差異があるとの医学的、薬学的知見はなかったなどと主張していますが、この点はいかがですか。

↓それがおかしな話であって、つまり臨床試験のデータだけでなく、ＥＡＰのデータもあったわけですから、その中から間質性肺炎というものがどういうものであるか医学的な知識があるのであれば、当然、そんな安易な判断にならなかったというふうに私は考えます。

そうすると、イレッサの臨床試験などでこのような副作用報告が出ている結果、急性肺障害・間質性肺炎で死亡しているという事実は極めて重要だったということでしょうか。

↓極めて重要です。

更に、被告ア社は、間質性肺炎は他の抗ガン剤や病勢進行やによっても発症すると主張し、第Ⅲ相臨床試験（ＩＮＴＡＣＴ１・２及びＩＳＥＬ）でも、プラセボ投与群との比較で間質性肺疾患の発生率に差がなかったから、イレッサにのみ高率で発生するものではないと主張していますが、この点についてはどのようにお考えですか。

↓日本での臨床試験１３３例で、３例間質性肺炎が起きたというだけで、私はもう十分マークする必要がある副作用であると考えます。これはやはり、実際日本人で行った臨床試験の中で、どういう副作用があったか、どういう毒性がでたかというデータは最優先して考えられるべきです。それから、

EAP、よそでの副作用が上がってきた報告ですね。これらは全部総合して考えるべきであって、INTACTでどうだったかという後付けをしてもしようがないわけですよ。そういうことは、必ず後からより精密な調査をすれば、破綻するに決まっています。現実にそうだったと思います。

甲C4を示す。

これは、平成18年9月4日にア社から公表されたイレッサの急性肺障害・間質性肺炎の相対リスク等を検討するケースコントロールスタディの結果の報告書なのですが、これの3頁目の2つ目の項目、「主要評価項目」という欄の2行目以下に、投薬開始後12週間以内のゲフィチニブによるILD（間質性肺疾患）発症のリスクは、結論として、化学療法の約3・3倍、すなわち3倍以上の差があったという結果がでているんですが、こういう点からも、被告の先程の主張は理由がないことが明らかなんでしょうか。

↓はい、そう思います。

◎第5　抗ガン剤の副作用で2〜3％死ぬのは当たり前という意見について

他方、抗ガン剤の副作用で2〜3％の死亡率は当たり前、やむを得ないという意見がありますが、このような意見について、証人はどのようにお考えですか。

↓そういうデマゴーグがきこえてくるのは、非常に私としては不可解であります。つまり、抗ガン剤の投与をしていたら、2〜3％は死ぬということであれば、抗ガン剤で患者さんを治療するということは、日常診療において不可能になります。つまり100人の患者さんを抗ガン剤で治療したときに、2人や3人くらい死んで当たり前だという議論は、日常臨床にもあっていないし、それはおかしな話です。そんなことをやってたら、医者はしょっちゅう訴えられるということになります。

そうすると、先生の臨床経験から言って、抗ガン剤の副作用で2〜3％死ぬということはあり得ないということですか。

↓あり得ません。京大病院でも外来で非常にたくさんの人に抗ガン剤を投与していますが、抗ガン剤による直接の毒性死は0件です。

甲E24（イレッサから学ぶ教訓と副作用拡大防止のための提言）を示す。

2枚目に、京都大学の外来化学療法部で、記録された有害事象が表になっているわけですが、ここに書いてある「e-pharmacovigilance システム」ですが、これでリアルタイムに患者さんの診療情報を抽出できるというシステムがあって、そのデータを基にされているということでしょうか。

↓一見すると難しく見えますが、単純です。診療情報全部をデータベース化しており、いつでも解析できるということで、これで抗ガン剤投与件数と実際の副作用を出してみますと、このような結果になるということです。

抗ガン剤をしょっちゅう使っていますと、それによって、副作用は皆必発ですから、事実上起きます。しかしながら、患者さんが亡くなれば、訴えられる可能性があるわけですから、我々は極めて綿密に患者さんをケアしながら、副作用を事前にできるだけ早く診断して、それに対して対処するわけで、非常に安全に使われるわけです。

このデータによれば、この2005年の全患者818人のうち、抗ガン剤による直接の毒性死は0件であったということですね。

→0件です。

丙C2を示す。

これは、イレッサ承認後に、ア社の方でまとめられたプロスペクティブ調査の報告書なんですが、この2頁目の下から3行目に「急性肺障害・間質性肺炎の発現率は5・81%であった」、また、3頁の一番上には「発現症例中の死亡の割合が38・6%」、また、頁の真ん中あたりには、「急性肺障害・間質性肺炎193例における死亡は75例であった」と記載されています。この75例を、全体の3322例という母数で割ると、2・3%という数字になるんですけれども、5・8%の発生率、そのうち2・3%の死亡、間質性肺炎における死亡率は38%余り。これらの数字は副作用としてどのように評価すべきでしょうか。

↓副作用として、これだけの死亡率があったら、実は本当に大変なんですよ。なぜかというと、患者さんに、実は100人に2・3人はこの薬で死にます、それもある日突然苦しくなって死ぬんです、その副作用は、なかなか早期に見つけることができない。だから、何かちょっとおかしかったら、CTを撮って早く調べなければなりません、あるいは、毎回血液ガスすなわち血中の酸素濃度を測定しないといけませんというお話をしないといけないわけですよ。つまり、インフォームドコンセントをきちっと取らなければならない。

それは、日常診療において、非常に大変なことだと思います。だから、この「2・何%死亡しますよ、抗ガン剤ではそれくらいしようがない」なんて、患者さんに言って抗ガン剤の治療なんかできないですよ。だから、それはもう、明らかにおかしいんです。

そうすると、このイレッサの死亡率というのは、極めて高いと評価してよろしいんでしょうか。

↓極めて高いです。通常の抗ガン剤治療で、直接、その毒性によって死ぬことはほとんどないんですよ。だから、そういうことが起これば、基本的に、どこかにそれは診療上の問題があるんです。

このプロスペクティブ調査におけるイレッサの副作用発生率や死亡率などのデータは信頼できるデータと考えてよいのでしょうか。

↓そうです。極めて信頼性が高い。非常に精密にデザインされた、実地臨床においてこういう最も洗練されたスタディのデザインで、実際よく品質管理されて出てきたデータだと思います。その証拠に、それは過去報告されているイレッサの副作用のいくつかの調査と、ほとんど値が一致しています。

被告ア社は、イレッサの副作用死亡率は、他の抗ガン剤の副作用死亡率と比べても決して高くないと主張していますが、この点についてはどのようにお考えですか。

↓それは、何を根拠に言われているのか、私にはよく分かりません。

とにかく、イレッサという薬の特徴は、内服薬であるということ。それから、単剤、1つの薬でこれだけの死亡率があるということです。

抗ガン剤は、しばしば、いろいろな薬を組み合わせます。ですから、その場合には、毒性も当然強くなります。抗ガン剤の治療というのは、特に細胞毒性薬、今までの古いタイプの抗ガン剤というのは、毒をもって毒を制するということで、骨髄毒性を中心に、激しい毒性がおきます。ですから、抗ガン剤の治療は、副作用との闘いということになります。ですから、ほぼ極量に近い形でいくわけですから、一定の死亡率が出る可能性があります。しかしながら、それも今は、外来でちゃんとケアできるようになって、毒性そのもので亡くなる方は、事実上0です。

ですから、単剤で、これだけの死亡率があるというのと、通常の一般に行う臨床試験や、あるいは実際に行う抗ガン剤の細胞毒性抗ガン薬、古いタイプの抗ガン剤で治療する場合との毒性とを、同列に論ずることはできません。

そうすると、イレッサ以外の抗ガン剤で、２・３％副作用による死亡が発生するということについては、先生の臨床試験、信頼できる論文、データなどは、経験がないということでしょうか。

↓実際に、臨床試験で、トキシックデス、毒性によって亡くなったパーセンテージがいくつかというのは、書かれています。論文に、副作用としてどれくらいリスクがあるかということは、その許容範囲は２〜３％だというふうにも言われています。それは、抗ガン剤の治療、あるいは臨床試験をやるものにとっては、基本的な知識です。

しかしながら、私が申し上げたのは、実験・研究レベルでの話、いくつかの抗ガン剤をほぼ極量に近い形でガンをコントロールするために、徹底的に治療するというものと、イレッサ、日常診療で単剤で使われるという薬を、同列に論ずることはできないということです。

結局、証人はイレッサの安全性について他の抗ガン剤との根本的な違いはどこにあるとお考えですか。

↓まず、根本的な違いは、内服薬であるということですね。

それから、間質性肺炎が起きた時点でも、患者さんは前日までは薬を飲み続けているわけです。普通の抗ガン剤は、抗ガン剤を例えば点滴で打って、副作用が一定後に出ましたと、そのときには、抗ガン剤はもう血中にはないわけです。しかし、イレッサの場合は、間質性肺炎が起きた前日、あるいは当日まで飲み続けている可能性が高いわけです。ですから、間質性肺炎が起きたときに、血中濃度は、一番高い状態にあると言っていいわけです。そこが全然違うと。ですから、患者さんを救命しにくいということにもなり得るわけです。

他の抗ガン剤の副作用との関係で言うと、急性肺障害・間質性肺炎という、非常に管理不能な重大は副作用を極めて高い確率で発生させるという点が、一番大きな違いと言ってよろしいんでしょうか。

↓そのとおりです。

また、内服薬だという特性から、非常に予後が悪いということも言えるのでしょうか。

↓それは、内服薬だからではなく、間質性肺炎が起きた時点で、やはり、血中に一番高い濃度で、体内にまだあるということです。

通常の抗ガン剤は、点滴・注射薬の場合では、例えば1か月おきとか、2週間おきとか、それを毎日使うわけではないですから、間質性肺炎が起きたときには、その薬は、血中には通常ないわけですよ。だから、その点が薬理学的に根本的に違うというのを注意しなければならないということです。

また、間質性肺炎が起こる頻度があまりに高いこと、そして、有効性、つまり延命効果としての有効性はいまだ実証されていないということです。

◎第６　安全性について十分な調査をすれば危険を予見できたのに、
　見切り発車で承認し、爆発的な被害が出たこと

イレッサ承認後に、多くの副作用死が出たことについて、このような事態は承認時点で予測できたことでしょうか。

→予測できたと申し上げていいと思います。

その理由は、どのようなことになるのでしょうか。

→既に、臨床試験で、それだけの頻度で間質性肺炎がおきています。臨床試験を行う医者は、基本的に熟練した医者ですから、間質性肺炎の管理も慣れていると考えていい。例えば、その時点で死亡例がなかったとしても、間質性肺炎が３％を越す頻度で起きる可能性があれば、その半分は死亡するであろうと、当然予測できるからです。だから、当然１万人に投与されれば、どれだけだという計算は子どもでもできるわけです。

◎第７　抗ガン剤の有効性について

他方、イレッサの有効性はどうだったか、証人にお聞きします。

イレッサは、いわゆる第Ⅱ相試験で腫瘍の縮小が一定の割合で認められたことを根拠に、承認されています。抗ガン剤は、第Ⅱ相でこうした一定の反応割合が認められれば、有効性があるといってい

いのでしょうか。

→有効性というものの定義によるんですが、通常、抗ガン剤の有効性といった場合には、これは「延命効果のあり、なし」を指します。延命効果があるという場合に有効性があるということになり、これは、「エフェクティブネス」といいます。

通常の臨床効果、つまり、「反応割合」、これは、「奏功率」といったり、人によっては、間違った表現ですけれども「有効率」と言ったりします。つまり、腫瘍が小さくなるというのは、一時的な効果です。この臨床効果は、単にその抗ガン剤は、腫瘍を小さくする作用をもっているということであって、腫瘍が小さくなっても、最終的にそれが延命につながるかどうかは別の問題です。

これは、極めて重要な概念でありまして、例えば、高血圧の患者さんに降圧剤を飲んでいただいて、血圧が下がったとします。では、これで有効性はどうなんだと言うときに、そのまま有効性があるということは言えないわけです。降圧剤を長い期間飲み続けるわけですから、それによって、脳卒中の割合が減る、心筋梗塞の割合が減る、あるいは腎透析に至る可能性が減る、といった最終的なイベント、つまり、その患者さんの人生にとって、重大な事態を抑えることができるかどうかでもって、有効であるかどうかを判断しないといけない。ですから、単純に、血圧を下げました、ああ有効です、この薬を飲みましょう、と言っていたら、どういう副作用が出るかわからないし、実際に延命につながるかどうか、つまり、脳卒中や心筋梗塞や、そういうイベントを抑えるかどうかわからない、これを、真のエンドポイント、真の評価ポイントと言います。

ですから、抗ガン剤の評価は、必ず延命できるかどうかで評価しないといけないんです。単に、その薬を飲んだら、あるいは注射したら、腫瘍が小さくなったとします。しかし、1か月たったら元の木阿弥で、リバウンドでもっと大きくなってしまいました、では、全く有効性があるとは言えないわけです。ですから、真のエンドポイントである延命効果を見ない限りは、有効性については議論できないわけです。

それでは、抗ガン剤の有効性は、あくまで延命効果であるということですか。

↓そのとおりです。

「延命効果」とは何か、ご説明下さい。

↓延命効果を実証するには、その薬を投与する群と投与しない群とに分けて比較して、投与した方が、例えば50%生存が何年で、あるいは、1年で何%が生きていると、生存期間と生存割合で比較するんですね。

それは、やはり、かなり厳密な比較臨床試験というのが必要になるんでしょうか。

↓厳密な比較臨床試験をしない限りは、有効性については議論できない、延命効果については議論できないということになります。

第Ⅱ相で検証される反応割合、俗に腫瘍縮小効果ですとか、奏功率という言葉も使われますけれども、これらは、延命効果に代替しうる有効性の指標、エンドポイントなのでしょうか。

↓反応割合は、必ずしもそのまま延命効果に直結するものではありません。

特に延命効果に直結する腫瘍縮小効果というのは、CRと言いまして、完全に腫瘍が消えてしまう、その時点の診断技術、特にレントゲン写真、CT、MRIでも、どこに腫瘍があるのかわからない。元あったのは消えていますというときに、それをCR、コンプリート・レスポンス、完全反応と言います。

完全反応があった場合には、延命につながることはほぼ確実と考えていい。しかしながら、一部小さくなる、50％くらい小さくなりました、では延命にはつながらないんです。もちろん症状はとれますけど。

その一部小さくなるというのをPRと言うと思うのですが、PRは延命効果には直結しないのでしょうか。

↓直結しません。これは常識です。

イレッサの第Ⅲ相試験が、そのPRが延命効果に直結しないことの実例であるとは言えませんでしょうか。

→当然、実例の1つです。ですから、繰り返す臨床試験の中で、延命効果がいまだ実証されていないことになります。

それでは、いわゆるQOL、クオリティー・オブ・ライフや症状改善効果は延命効果に代替しうる有効性の指標といえますか。

→当然言えないですね。延命効果というのは、ある意味絶対的な指標ですから。症状がとれる、QOLがよくなったというのは、ソフトなエンドポイントと言いますが、ある意味非常にあやふやです。特に、QOLみたいな指標は、患者さんの主観、医師のインタビューによる判断に基づいていますから、非常にあやふやな指標なのです。

延命効果が有効性の真のエンドポイントであることはわかりました。それでは、延命効果はどのように検証するのでしょうか。例えば、個別症例がいくつかあり、それがあることをもって延命効果がある、と言い得るのでしょうか。

→それは、全くそのようには言えません。

これは、極めて当たり前のことですけれども、比較臨床試験をして、厳密に比べない限りは、有効性を議論できませんし、延命効果を実証できません。

ある1人が飲んで効いたようだから、延命しているんだということを言うと、それはもう、例えば、宝くじに当たったから延命したんだとか言うのと同じような議論になるわけです。全く科学的ではありません。世の中にはこのような話はいっぱいあって、例えばチラシなどで「何々を飲んだら、効いた、治った」というのと全く同列です。

こういう症例があった、ああいう症例があった、というのは、どれだけ繰り返しても、延命効果の確かな科学的な証拠にはならないのです。

結局、厳密な比較臨床試験をしなければ、延命効果は検証されない、と伺ってよろしいですか。

↓それはもう、科学の最も基本中の基本です。

◎第8　承認時における、延命効果に関する情報の収集義務について

乙B1(優先審査に該当すると判断した理由)、B2(医薬品の優先審査について)を示す。

イレッサの場合、承認申請をした2002年1月の時点で、延命効果をエンドポイントとする試験であるINTACT1・2の最終解析結果は2002年5月に出されることとされており、被告会社は、INTACT1・2の最終解析結果が出ることも一つの理由として掲げてイレッサの優先審査を求め、それを受けて被告国も優先審査を決定していますね。

↓はい。

そうすると、被告国は、イレッサについて、ＩＮＴＡＣＴ１・２の最終解析結果をふまえて承認の可否を判断すべきだったと言えませんでしょうか。

↓当然、そのとおりですし、我々も、当時、ＩＮＴＡＣＴの結果を見て、審査して判断されると信じて疑いませんでした。

実際は、ＩＮＴＡＣＴ１・２の最終解析結果をみることなく、承認の決定がなされてしまったということになるんでしょうか。

↓そういうことです。

それでは、被告会社はどうだったのでしょうか。

「平成18年7月6日付け、被告会社の求釈明申立書に対する回答書(2)の別紙、ト―1―3」を示す。

この「2．2　現在実施中の試験」という項目の中に「2002年2月28日社内会議」とありまして、ここで、ＩＮＴＡＣＴ１・２試験について、「2002年5月のＡＳＣＯ(米国臨床腫瘍学会)での生存データの発表をしないことにした」との記載がありますが、これは通常ありうることなのでしょうか。

↓通常はないですね。学会で発表すると言っておいて、それを取り下げる、発表日に行かないというのは、完全な信用失墜になりますから、通常はしません。

私も、ＩＮＴＡＣＴの結果が発表されるということはいろいろきいておりました。しかしながら発表はなかったということを聞いて、何が起こったのかいぶかしく思った次第です。

通常、ＡＳＣＯというのは、アメリカの臨床腫瘍学会、世界でトップのガンの治療に関する学会でございますから、ここで発表する予定にしていて、発表されないというのは、不可解以外の何ものでもありませんし、大きく信用を失墜するものだということでございます。

そして、国もまた、被告会社からＩＮＴＡＣＴ１・２についての情報を収集しないまま承認に踏み切りました。この承認は正しかったのでしょうか。

↓信じがたい以外の言葉はございません。

私は、未だに、国がＩＮＴＡＣＴの結果を求めたのかどうか、事実を知りません。実際にその結果を知っていたら添付文書にいれてよいはずですし、その結果を知らずに承認したとしたら、とんま以外の何者でもありません。知った上でこのような結果をもたらしたら、極めて重大だと思います。

だから、何が起こっていたのか、この裁判ではっきりしていただかないと、国民の１人として、医師の１人として、一体この国はどうなっているんだと言わざるを得ないです。

イレッサは、2002年7月当時、有効性に関する確固たるデータがなく、そして、先ほど証人が強調されたように、安全性の面でも極めて問題があったという状況であったということですが、このような中での承認は許されるのでしょうか。

→有効性、つまりINTACTという試験の結果が否定的であることが、既にはっきりしているにもかかわらず、つまり、有効性を否定するデータについて、既に入手可能な時点にあったにもかかわらず、それをきちんと評価せずに、評価してたかもしれないですよ。とにかく、何が起こったのかよくわからないです。

しかも、海外からの副作用情報として、非常にたくさんの危険な副作用、医師にとって、患者さんにとって危険な副作用が報告されていたにもかかわらず、それらを添付文書にもあげず、警告もせず、世に出したというのは、はっきりいって許し難いとしか言いようがないですよ。

幸い、私はイレッサを使わなかったから巻き込まれなかったけれども、使っていたら、ひょっとしたら当たったかもしれない。こう思ったらやりきれないですね。

◎第9　承認後の状況も踏まえたイレッサの有効性

それでは、承認後の状況も踏まえてお聞きします。

甲B1(INTACT1論文)を示す。

訳文の1頁目に、このINTACTの試験は、「進行非小細胞肺癌患者に対して、ゲムシタビンとシスプラチンにゲフィチニブを併用しても、ゲムシタビン、シスプラチンのみと比べて、有効性は向上しなかった」とあります。この有効性というのは生存期間なんですけれども、被告会社は、これについて、この結果は、セカンドラインかつ単剤でのイレッサ投与に関する有効性を否定したものではない、と主張していますが、これは正しいのでしょうか。

↓厳密に言えば、これ自体はそうですけれども、論理は全く逆転していると思います。イレッサ単剤で有効性、あるいはセカンドラインとしての有効性を実証してから話をするならともかく、この時点でそれを否定したものではないという言い方は、極めて紛らわしい。つまり、単剤やセカンドラインでは有効だと、ひょっとしたら誤解を招くということがありますから、それは科学的な言明としておかしいんです。

科学的には、イレッサの有効性は、依然として、いかなる手法においても、存在しないと評価するのが正しいのでしょうか。

↓当然、謙虚にそのように考えるわけであります。単剤で、あるいはセカンドラインで有効性を証明する臨床試験を新たに行って、それで実証しない限りは、何もいえないわけです。現に、そのあとでやって、それは否定されているわけです。

甲A14(ISEL試験について)を示す。

これは、イレッサの臨床試験の1つである、平成16年12月に発表されたＩＳＥＬ試験についてのもので、イレッサを投与した群、プラセボ群を比較して、イレッサの延命効果を検証するために行われた第Ⅲ相試験なのですが、ここでは、イレッサは「生存期間の延長に統計学的に寄与しませんでした」という結果が得られています。これが、先程証人が指摘された「あとでやって否定されている」ということなのでしょうか。

↓そのとおりです。

しかし、この甲A14の1段落目の最後に、ＩＳＥＬ試験においては、「サブグループ解析においては、東洋人および非喫煙者においては生存期間の延長に寄与することが示唆されました」とあり、これが理由で日本でのイレッサ使用が継続されているのですが。

↓これはもう、全く科学的にナンセンスで、科学を愚弄するのもいいかげんにしてほしいと申し上げたい。

つまり、サブセットアナリシス、サブグループアナリシス、つまり亜集団で、後付で解析すれば、例えば、ねずみ年のひとには効く・ひつじ年の人には効かないというデータだって出せるんですよ。だから全くナンセンスであって、これをもって臨床試験の結果、有効性が実証されたなどといい加減なことをいっている学者が、今でも後を絶たないんです。これは、断じて科学的に話にならないですね。

これは、仮説としてはおもしろいんですよ。ひょっとしたら東洋人には効きやすいのかもしれない。仮説としては非常に興味深いし、科学的にも人種差によって薬の効き方が違うんだと実証すれば価値がある。だから臨床試験をするべきなんですよ。このことがわかった瞬間、イレッサあり・なしだけで臨床試験をすればいいんです。そうすれば、ひょっとしたら、日本できちっと実証できるかもしれないですよ。

そういうこともやらずに、副作用についてきちんとした管理もせずに、市場にほったらかしに出しているのはやはりおかしい。このような結果がでた段階で、きちんとした市販後の臨床試験を義務づけた上で市場にだすなら、科学的にやはりそれは正しい判断だったと考えられます。しかし、どんどん効かないというデータがでてきて、しかもそれに対して後付で、サブセットアナリシスはこうだった、などというのは、これは、統計によって人を騙す以外の何ものでもないと言ってよいと思います。数字によって人を騙しています。

仮説については、あくまで臨床試験をして、それが正しいのかどうか検証しなければいけないということですね。

→そうです。

甲K6（ゲフィチニブに関する米国癌治療学会における研究発表）を示す。

これは、平成17年5月に発表されたSWOG0023試験の中止の発表について、厚生労働省が行った報道発表です。

放射線化学療法の後に、地固め療法として、ドタキセルをいれて、その患者に対してゲフィチニブ投与群とプラセボ投与群の比較臨床試験を行ったという臨床試験について、ゲフィチニブ投与群に延命効果が認められないという結果が得られた、というものです。これについて、この報道発表の「2．厚生労働省としての対応」のところに、「このようなゲフィチニブの投与は我が国の通常の肺癌治療としては行われていない」と下線付きで書いてありますけれども、この厚生労働省のコメントについては、どのように考えられますでしょうか。

↓「このような」治療というのが、なにを指しているのか、いまひとつよくわからない点があり、通常、放射線治療をした後に抗ガン剤を使ったり、放射線治療プラス抗ガン剤の併用使用、そしてその後にドタキセルを使うとか、あるいはそのかわりにイレッサを使うということは、通常、日常診療では当然起こり得るわけで、SWOG（サウスウェスト・オコロジグループ）がやったような形で実地臨床が行われていないという根拠はありません。現に、ここの原告の方の何人かは、放射線治療と化学療法を受けて、そのあとイレッサを投与されているわけですから、このコメントはおかしいと思います。

イレッサが、こういうシチュエーションなら効果があるのではないか、という仮説の元にデザインされた臨床試験で、効果が否定されたということは、やはり重く受け止めるべきだと考えます。明らかに科学を愚弄しており、本当に腹がたちます。

以上の試験も踏まえると、イレッサには抗ガン剤の有効性としての延命効果はないといってよいですか。

↓現時点では、延命効果はない、と言うべきです。今までの臨床試験全てについてですね。

◎第10　警告表示について

これまでのご証言は、2002年7月時点の承認は誤りであったということですが、次に、仮にイレッサが市場に置かれることを前提に質問させていただきます。イレッサの承認にあたっては、どのような条件付けがなされるべきであったとお考えですか。

↓まず第1に、やはり臨床試験で有効性、安全性に関するデータが不十分であり、しかも安全性に問題があるということです。しかも、投与した場合に、あの時点の臨床試験では2・5%の頻度で間質性肺炎が起こり得るということはわかっていたわけで、しかも、間質性肺炎は、臨床家・患者さんにとって、極めて重大な事態なので、これは警告すべきであったということです。

2点目は、全例調査という、厚生労働省が世界に先駆けて導入した、医薬品を安全に使用する上で決定的な方法を持っていたわけですから、市販後の全例調査というのをかけるべきであったということです。現に、過去、イリノテカン、TS-1という薬について、それをやっているわけです。医薬品情報を収集するために、それが必須であったということ。

第3に、厳密に、適応を絞るということです。臨床試験で投与された患者さんとそれほど変わらないぐらいの、その適格規準、選択規準というのがありますので、それを守ることです。


それでは、私からは、まず、医薬品の添付文書における警告表示のあり方に関する質問をさせていただきます。「警告」と「重大な副作用」の該当場面についてですが、厚生労働省の通知によると、「警告」は「致死的又は極めて重篤かつ非可逆的な副作用」について、「重大な副作用」は「当該医薬品にとって特に注意を要するもの」について、それぞれなされるということですね。この「警告」と「重大な副作用」は受け取る医師にとっては、どのような違いがありますか。


↓決定的にちがいますね。

「警告」であれば、すぐに、一番冒頭に赤で囲んで出てきますから、医師は瞬間的に、これは注意しないといけないと考える。そして、警告を無視するようなことがあった場合、それで事故がおきた場合は、業務上過失致死に問われかねません。

「重大な副作用」というのは、これは重大であるけれども、注意すれば切り抜けられると、基本的に我々は思います。

だから、「警告」の場合は、極めて重大で、これはもう、ものすごく注意していなければいけないというふうに、我々は深刻に思うわけです。

被告会社は、医師は専門家だし、しかも間質性肺炎は医師であれば誰でも知っている基本的な疾患だから「重大な副作用」欄であろうと書いておけば大丈夫、リスクは個々の医師が判断すると述べています。こうした主張は正しいと言えますか。

↓間質性肺炎の怖さを知っていれば、こうした主張は行われないと思いますね。何度も申し上げているように、これは医師が最も恐れている副作用ですから。

白血球減少とか、そのほかのものに関しては、大体マネージできるし、管理できるというふうに考えますから、「重大な副作用」にいくら羅列してあってもわれわれは尻込みしないけれども、やはり、「警告」になっていると、これは極めて重大だと認識します。

結局、医師にとって安全性を確保するためには、予見しないといけないわけですよね。どのように予見し、どのように危険回避するかということで、予めそれをインプットしておかないと、いざというときに困るわけですよ。間質性肺炎となれば、患者さんに、そういう症状の出方を常に注意して話を聞いて、そして必要ならすぐにCTやレントゲン写真を撮るという手を打つことができるけれども、そうでない場合には、やはり見落としてしまう可能性があります。

これは、非可逆性というところにポイントがあります。この間質性肺炎は、基本的に非可逆です。

1990年代に添付文書の記載事項の見直しがなされた経緯や内容についてお尋ねします。

甲F10を示す。

これは1994年(平成6年)10月発足した、帝京大学の清水(直容)教授が班長の、「医療用医薬品添付文書の見直し等に関する研究班」が1996年(平成8年)3月に出した報告書です。

この報告書の98頁、「1　はじめに」の部分(本文4行目あたり以下)によると、1993年5月に「21世紀の医薬品のあり方に関する懇談会」の最終報告で、添付文書が使いにくいとして改善の必要性が指摘されていたところ、ソリブジン事件が起きたとあって、少し読み上げますと、(本文7行目)「その中で添付文書の記載方法、注意事項の配列及び相互作用に関する情報伝達上の問題点が判明し、添付文書を基盤とする情報伝達の重要性が改めて認識された」とあります。その結果この報告書が出された、という流れが、あるようです。こうした流れは証人の認識と一致しますか。

→はい、一致します。

ソリブジンというのは、有名な薬害でありまして、このときに、当時厚生省におられた土井脩先生が、非常に見事に拡大を防止されました。その経験をもとにして、臨床試験で死亡例が結構出たイリノテカンのときに、現在の審議官の黒川(達夫)さんらが努力して、添付文書を現在の警告型に変えたんです。そして、サマリベーシス・アプルーバルといって、臨床試験の概要をきちっとパブリッシュすることにしました。土井先生の英断によって、全例調査という手だてを講ずることを、厚生省はその時点で決断したんです。これは革命的な変化だったたんですよ。

だけど、今回、折角薬害をシャットダウンできる方法を持っているにもかかわらず、全部ないがしろにされたんです。

この報告書の100頁、オの部分には、「添付文書は個々の医薬品に添付される法に定められた文書であり、その医薬品に関し作成時において最新の情報が記載されている重要な文書である。従って医療関係者がその医薬品を適正に使用するために必要な全ての情報が記載されているべきであるとともに、見やすく、理解しやすいものでなければならない」とあります。

これが、先程証言された「警告型」であるということですか。

↓そのとおりです。

具体的な記載内容は1997年4月25日に出された3つの通知によって詳細に規定されているようですが、具体的な中身もこのような変化があったということですね。以下、これらを前提にお聞きします。

添付文書第1版(丙A1)を示す。

イレッサの副作用としての間質性肺炎等に関する記載は、初版の添付文書では、2頁の重大な副作用欄の4番目に記載されています。また、警告欄はそもそも設けられていません。この取扱いは適切ですか。

↓全く医者に対して不親切、不適切です。今まで述べてきたように、間質性肺炎については、絶対に警告型にするべきだったし、警告するべきでした。臨床試験でも頻度はわかっていたわけですから、それについて書くべきだったし、海外から上がっていた副作用情報については、全例列記するべきでした。

その理由はなぜですか。

↓間質性肺炎は、医者にとっても、患者さんにとっても極めて恐ろしい副作用で、基本的に不可逆だからです。対処の仕方を間違えると死亡します。しかも、死亡率はほぼ30から40あるいは50％と出ています。

被告会社は、イレッサの副作用としての急性肺障害については頻度不明だから警告欄には書く必要がないのだ、と主張していますが、これは正しいですか。

↓それは事実と違います。先程説明のあった、厚生労働省の通知からも逸脱していると判断します。

頻度は判明していたという意味で、誤りだということですね。

↓頻度は明らかでした。

丙Ａ１（添付文書第１版）を示す。

２頁では、間質性肺炎について、「第Ⅱ相国際共同臨床試験及び米国第Ⅱ相臨床試験（いずれも本剤250㎎／日投与群）以外でのみ認められた副作用は頻度不明とした」と記載されています。頻度の点は今述べていただいたとおりですが、それ以外の点についても、この記載で十分といえますか。

↓２５０㎎についての副作用だけを記述するのは誤っているということは、先程お話ししました。そのような主張は、科学的に全くおかしな話だと思います。やはり、科学的に明らかになっている事実は、全部医師に提供するのがメーカーの義務であると考えます。

ＥＡＰについてもかくべきだったということですか。

↓そのとおりです。特にＥＡＰのデータは、実地臨床においてものすごく重要性を持つものですから、決しておろそかにするべきではないと考えます。

イレッサ添付文書第１版のような「何々の試験以外で認められた副作用は頻度不明」という記載の場合、医師はどのような印象を持ちますか。

↓不親切、不可解という疑問符です。リスクを判断することが困難です。

私から最後の質問です。いちいち示しませんが、本年10月にイレッサの添付文書が改訂され、これで発売から約４年で第17版まで改訂されたということになります。これだけ頻繁に改訂がなされていることから、何か指摘できる点はありますか。

↓最初の時点で既にわかっていた副作用情報等について、十分記載していないということが一つあげられます。

現に、イレッサは、最初の添付文書を出してから、10月には、何回目かの改訂で警告しているわけです。しかも、その警告に価するようなデータは、全部その審査の時点でわかっていたわけです。添付文書は、厚生労働省が指導して改訂、あるいは記述させるものですから、当局がきちんと機能していなかった証左だと思います。

改訂の回数で言うと、どのようにお考えになりますか。

↓全く信じがたいぐらい多いと思います。

甲Ｐ20の１(イリノテカン添付文書第７版)を示す。

イリノテカンは、１９９４年の承認、１９９５年の効能追加承認から現在までの約12年の間、第７版までしか出ていないようですが、これと比較していかがですか。

↓たかだか数年以内に10回以上、片方は10年経っても10回以下と、歴然たる差があります。

イリノテカンは結構副作用が激しいもので、臨床試験中に何人か死亡して問題になりました。ですから、全例調査を条件に承認され、この時点で厚生労働省は、警告型に変えたという、ある意味記念的な、いわくつきの薬です。にもかかわらず、7版ですんでいるということは、最初にあげるべきものを添付文書にあげているからです。

◎第11　全例調査について

甲E23（2005年6月福島先生意見書）5頁を示す。

先ほど先生は、仮にイレッサを承認するとしても、2番目として、承認条件として全例調査をつけるべきであったといわれましたが、先生は、この意見書でもそのことはおっしゃっておられますね。

↓はい。

甲D3（医療用医薬品の市販直後調査等の実施方法に関するガイドライン）3〜4頁を示す。

先生がおっしゃっている「全例調査」というのは、この使用成績調査のうち全例調査方式のことですね。

↓はい。おっしゃるとおりです。

この調査を承認条件とすることで、市販直後からこの調査を行わせるべきであったとお考えだということでしょうか。

→そのとおりです。

市販直後から医薬品の全例調査をすれば、それによって、市販後の医薬品の適正使用を図ることができるといえるでしょうか。

→そのとおりです。

それは何故でしょうか。

→つまり、市販後の調査というものをメーカーに課せば、メーカーは、その薬を投与する患者さんを、基本的に登録することになりますので、どの患者さんにどういう投与をしているのかというデータを集めることができます。事前に調査票をつくっておきまして、一定の期間毎に、調査票を回収しますから、何が起こっているか、どのように使われているかは、全部把握することができます。ですから、こういう調査方法を行えば、どういう副作用がどういう人におきてくるかも解析することができるわけです。この手法は、世界に例をみない、日本の最も誇るべき方法で、これによって薬害は根絶できるんです。この方法を科学的にどんどん洗練していけば、薬害は2度と起こらない。

にもかかわらず、これをしなかったのはなぜか、はっきり裁判で明らかにしていただきたい。折角自分たちで薬害を防止する行政的な手法を開発して実行しておきながら、これを適用せずに薬害を拡大させてしまったのです。

この全例調査というものが行われるということになれば、それによって、医療機関側の方にも、情報が得られると、そういうこともあるのでしょうか。

↓おっしゃるとおりです。ですから、メーカーとして医療機関、医師とのコミュニケーションが密になりますし、調票が医師に渡されますから、医者は非常に綿密に患者さんを診ないといけないことになります。ですから、そこには、非常に精度の高い医療環境が生まれます。

実例として、全例調査をして適正使用の徹底に務めたがために、市販後、治験段階よりも副作用症例が減ったというような例がありますか。

↓イリノテカンが典型的な例だと認識しています。この点については、添付文書をみれば明らかです。

甲P20の2、2枚目を示す。

ここに、「本剤は治験時において、1254例に投与され、因果関係が否定できない死亡例が55例認められた」「平成7年9月の一部承認変更時には、再審査期間が終了するまでの間、本剤を投与された全症例を調査することが承認条件として付され」た。そして、「本剤は発売以降平成9年3月末までに、5445例に使用され、本剤による副作用との因果関係が否定できない死亡症例が42例報告

されている」と記載されていますが、この一連の報告ということでよろしいでしょうか。

↓そうです。数分の一に減っています。

先生が、イレッサで全例調査が必要だったとお考えになる理由は何でしょうか。

↓イレッサに限らず、一定の副作用が臨床試験で検出されたものについては、全例調査を市販後にかけるべきであるし、また、市販後に何らかのシグナルがあったときには、その時点で全例調査をかけるべきです。これが薬害を根絶する唯一の方法です。しかも、厚生労働省は、その方法を既にもっているのです。

イレッサについては、何回も申し上げているように、医師にとって、患者さんにとって、最もやっかいな副作用である間質性肺炎というものが、2・5％臨床試験で発生しているのです。しかも海外で重大な副作用がたくさん報告されていると。その事実で十分です。

薬の特性として、先程もちょっと出たと思いますけれども、経口の抗ガン剤であるというような薬としての特性も影響しますでしょうか。

↓経口薬なので、非常に幅広く流通する可能性があり、何が起こるかわかりません。また、臨床試験のデータが133例と、日本人については少なすぎます。それから、海外では、まだ、正規に使われていない、承認されていないということも、全例調査をすべき理由となります。

この点、国は、①国内臨床試験で133例の症例があったこと、②骨髄抑制などの重篤な副作用が少なかったこと、③間質性肺炎も死に至るものは報告されていなかったことを理由に、全例にわたる使用成績調査の必要性はなかったといっていますが、如何お考えですか。

↓信じがたい言明で、全くおかしな話です。

133例というのは、イリノテカンが承認されたときと比べても、TS-1が承認されて全例調査になったときと比べても、明らかに少ない、数分の一以下です。

しかも、海外で、正規に承認されて一般に使われた実地臨床のデータがない。逆に、EAPで実地臨床に近いような条件で使われた症例で、次々副作用報告があがっている。しかも、間質性肺炎は極めて怖い副作用です。だから、全部が事実と違っています。

イレッサにおいても、全例調査がなされていれば、これほど多くの患者に重篤な副作用が発生することはなかったといえるでしょうか。

↓断定していいと思います。

◎第12　適応限定

次に、適応の限定についてお伺いします。

もしイレッサを承認するとしても、適応限定が必要だったというお話でしたが、そもそも何故、医薬品には適応の限定が必要となるのでしょうか。

↓薬を安全に使うためには、やはり、臓器機能が完全でないといけないわけですよ。例えば、貧血がある人に、貧血が副作用として起こるような薬を投与してはだめですから、貧血がないことという条件をかけないといけないわけです。

それが証拠に、イレッサについては、ほぼ1年後に承認したアメリカでは承認に際して適応をしぼっているわけですよ。ガンというのは、標準治療がございますから、標準治療をきちんとやって、反応が得られなかった、あるいは再発してきた、あるいは2次薬をつかっても効果がないという人に対して、この薬を承認したのです。

日本の場合は、肺癌で、手術不能で、進行していれば、全例投与できました。ですから、実際には、1次治療である標準治療、シスプラチンをベースにした標準治療を行っていない患者さんでも投与されたということになります。アメリカでは、標準治療、シスプラチンをベースとした抗ガン剤治療を1次的にきちっと行っていない患者さんには投与されないという、適応の限定があったわけです。

医薬品の適応は、何に基づいて限定されなければならないでしょうか。

↓それは、臨床試験のときに用いた選択規準です。どういう患者さんに臨床試験に参加していただくか、を適格規準といいます。患者さんを選択する規準と、それから除外する規準、例えば、腎機能が一定以下だった場合には、その臨床試験には参加していただかないとか、糖尿病がある患者さんには参加していただかないとか、間質性肺炎を過去にやったことがある人には、入っていただかないとか、そういう条件を設定します。それらが適応をきめるときに適格規準になります。

それでは、イレッサの場合には、どのように適応を限定すべきだったのでしょうか。

→まず、第1に、臨床試験で除外規定になっている人には投与しないようにすること。それから、臨床試験で適格として選択規準になっている患者さんに基本的には絞る。そして、標準治療を行って反応が得られなかった患者さんに絞るということは最低限必要であったと考えます。

被告らは、添付文書の「効能効果に関する使用上の注意」で「本剤の化学療法未治療例における有効性、安全性は確立していない」との記載を根拠に、イレッサは、主としてセカンドライン以降の薬剤であるとして承認されたと主張していますが、そのような主張は正しいでしょうか。

→限定にはなっていません。

実際には、効能のところに、米国ではそのような形で記述して、日本ではかなりひろく使えるように記述されているというところで、決定的に違います。

◎第13　まとめ

甲E23（2005年6月福島先生意見書）8頁を示す。

ここに、「イレッサによる薬害においては、これまで日本において薬害を引き起こしたあらゆる要因が全て具現されていることは明白である」と述べられていますね。

↓はい。

この意味についてご説明いただきたいのですが、同じ甲E23の4頁に、「承認前の有害事象および副作用情報に関する問題」について、ここで先生がいろいろな具体的指摘をされていますが、まず最初に、先程来、先生がいわれている2・5％の臨床試験段階での死亡、というのは、この1に書いている、肺に関する有害事象で死亡した割合が、2・5％だということですね。

↓はい。

先生が、先程から述べてこられました証言によりますと、こうした有害事象や副作用情報があったということから言えば、このイレッサについては、平成14年7月時点で、そもそも承認すべきではなかったということになるのでしょうか。

↓そのとおりです。

もちろん、4頁の3の最後のまとめのところで、「このように多くの急性肺障害に関する情報があったにもかかわらず、急性肺障害は添付文書に警告という形で記載されなかった」ことにも、非常に大きな問題があるということなんですね。

↓そのとおりです。

56頁の9で指摘されている「同一担当者による承認審査と市販後の安全性監視に関する問題」で指摘されていることを、少し具体的にご説明いただけますでしょうか。

↓私が把握している限り、このイレッサの承認審査において、医薬品機構の、当時審査部長であった平山佳伸先生は、厚生労働省にもどられて、医薬品食品局の安全対策課長になられました。彼が、安全対策課長になった時点で、イレッサの安全対策の責任者にもなりました。

結局、自ら承認にかかわった薬について、安全対策でも、イレッサの検討会を指揮したということになります。

このことは、私が、日本の医薬品の過剰使用について、ネーチャー誌にのせた論文でも指摘しましたが、ある意味、医薬品行政におけるインサイダー的な体質、非常に不健全な体質をそのまま引きずっています。私は、この事実を知ったときに非常に愕然としました。

そうすると、やはり、承認審査時の担当者と事後の安全監視の担当者はやっぱり別の人がやらないと、客観的な監視はできないということですか。

→それは当然そういうことであって、答案を書いた人と採点者が一緒ではいけないのと、同じ理屈です。

もう1つ、そういうようなことから、先生は、この意見書・甲E23（資料1参照）の8頁で、このイレッサの問題についてのまとめとして、「厚生労働省は真摯に反省し、科学的基盤の整備や組織と機能の抜本的な改革をすべきである」と述べておられるのは、まさにこのイレッサの問題が、そのことを明確にしているんだと、こういうことなのでしょうか。

→おっしゃるとおりです。

以上〈著者経歴略〉

【証拠一覧】

甲F13　日本における医薬品の過剰使用
甲F14　薬剤疫学の任務とその目指すもの
甲F15　メルクマニュアル
甲F16　医薬品の適正使用と副作用防止の科学
甲E22　2005年1月福島意見書

甲E23　2005年6月福島意見書
乙K2　196例の副作用報告一覧
甲E24　イレッサから学ぶ教訓と副作用拡大防止のための提言
乙B1　優先審査に該当すると判断した理由
乙B2　医薬品の優先審査について
審査センターの照会に対する回答、表紙とト―1―3の部分
甲B1　INTACT1論文
甲A14　ISEL試験について
甲K6　ゲフィチニブに関する米国癌治療学会における研究発表
甲F10　医薬品添付文書の見直し等に関する研究
丙D13　医療用医薬品添付文書の記載要領についてH9・4・25薬発606号
丙D14　医療用医薬品添付文書の記載要領についてH9・4・25薬安59号
丙D13　医療用医薬品の使用上の注意記載要領についてH9・4・25薬発607号
丙A1　イレッサ添付文書第1版
甲P20の1　イリノテカン添付文書第7版
甲P20の2　医薬品安全性情報
甲P20の3　塩酸イリノテカン製剤の適正使用について

甲D3　医療用医薬品の市販直後調査等の実施方法に関するガイドライン

薬害イレッサ裁判での証人証言記録に添えて

「副作用のない薬はない」という単純な事実と、科学の適切な実践。是に尽きる。

薬害は、偶々、不運にして起こるものでも、不可抗力によるものでもありません。人為的原因によって起こり、そして繰り返されます。

しかしながら、薬害は確実に防止できます。

すでにその方法は確立していますが、医薬品の開発、審査、施薬にかかわる人々が歴史に学ばず、傲慢に住し、科学を適切に実践しないままでは薬害は繰り返されます。臨床科学者からのメッセージとしてお読みいただければ幸いです。

福島雅典

２００８年　盛夏

私は、薬害イレッサ西日本弁護団の弁護士の方々が作ってくれたこの冊子にこのメッセージを添えて各方面に配った。

第四章　薬の有効性と安全性のバランス（1）

医療者としての責任の自覚

今日のテーマである「くすりのベネフィットとリスク」とは、利益と損失あるいは危険性、狭義の意味では効果と副作用ということになる。そのテーマを軸に、臨床科学の基礎からお話しさせて頂きたい。

1992年の医療法の改正によって、それまで「医師、歯科医師、その他医療従事者」となっていたものが、「医師、歯科医師、薬剤師、看護師、その他医療の担い手」と変わった。これが日本の医療の転換点である。

このことを決して忘れてはならない。いまの状態が当たり前で、漫然と薬剤師も薬剤疫学的なことを研究調査して医療にかかわっていくという安易な発想ではいけない。かつては医薬分業も幻想にすぎなかったが、法律上も厳しく要求されるようになり、社会も目覚めてきた。いまようやく医薬分業として、また教育の中で医療薬学が大きく発展してきているのも、そういう社会的な背景がある。

いまではインフォームド・コンセントも当たり前になってきた。しかし、われわれが1980年代にキャンペーンを始めたころは、四面楚歌の時代であった。そういう時代があったことを忘れてはならないし、これから先にさらに進めるにはその改革の努力の歴史から学んでいくことが大切だと思う。

先ほどの話の中から共通して言えることは、オートノミー（自律性）である。一個人として、またプロフェッショナルとしての自律性を意味するが、一方では責任を問われるということでもある。自律的にサイエンスのベースを持って職務を全うすることは、そう生易しいことではない。

規制の科学としての薬剤疫学

私が日本で事実上、初めての本格的なレギュラトリー・サイエンス（規制の科学）としての薬剤疫学を立ち上げたのが、ちょうどいまから3年前の2000年である。前の講演でイレッサの例や移植硬膜によるヤコブ病の例も出たが、依然として副作用被害防止の方向に進んでいるとは思えない。まだそういう点ではレベルが低く、背筋が寒くなるような事例が絶えないということである。

副作用被害防止の科学を立ち上げる、確立することが難しいとは、決して思っていない。これについては私どものホームページで公開しているので、それを見て頂きたい。

世界最高の医学書である『メルクマニュアル（2003年当時の名称、本書執筆時は『MSDマニュアル』、以下同）』と、2003年8月にようやく出すことができた『カレント・メディカル』をすでに日本語で皆さんも読むことができる。また、NCI[2]が全力を尽くして全世界に発信しているがんの最新情報PDQ[3]の日本語版もすでに2003年2月から配信している。PDQは全部日本語で見ることができる。がんの患者さんに接するときには必ずこれをその都度ひもとくことをお勧めするし、『カレント・メディカル』は毎年更新される最新のテキストである。来年からは新しい翻訳システムによって、ほとんどリアルタイムで日本語版を出版できるようになると思う。

こういう新しいテキストにキャッチアップしていないことが、日本の医療、特に薬物療法が著しく遅れるゆえんである。私の知る限り、臨床薬理に関してベストのテキストは『メルクマニュアル』の中にある。そこに最初に出てくる「薬物は生体にとって常に異物である」という記述は、医師も薬剤師も看護師も患者さんも、肝に銘じないといけない。

薬物療法と因果関係

薬物療法をひとたび始めたら、つまりくすりを飲み始めたら、何が起こっても、極端に言えば電信柱にぶつかっても、くすりのせいではないかと考えるべきである。患者さんは、たいていそう考えるが、医者は「いや、自分の不注意でしょう」と考える。

典型的な例がインターフェロンによる副作用である。インターフェロン投与を受けている患者さんで自殺者が出た。頻度からみて、ちょっといぶかしいと医者は感じたが、自殺するのは何か個人の事情だろうと考え、当初は副作用とは見なされなかった。しかし、イベントとして明らかに有意に高い頻度で起こることが分かった。患者さんに鬱状態が起こって、自殺企図につながっていくことが分かり、インターフェロンの副作用として重大なものであるという認識になった。

そこでの教訓はきわめて明快である。いったん何かイベントが起こったときは、因果関係を論じる必要はないということである。薬剤疫学上の、あるいは薬物療法上の最も基本の鉄則を守っていないために、レギュラトリー・サイエンスとしてちっとも実践できないのがいまの日本の現状である。これは口を酸っぱくして昔から言っているが、なかなか聞く耳を持たない人が多い。

市販直後に因果関係論はほとんど意味がない。くすりを開発し、臨床試験を終え、承認されて、発売したときに、そこで起こってくるイベントについては、虚心坦懐にイベントとして的確にパーセンテージを出していくのがポイントである。そうすれば、日本のように市販直後の全例調査を法律できちんと課していけば、副作用被害の拡大防止はそんなに難しい問題ではない。

くすりのリスク／ベネフィット

『メルクマニュアル』には、もう1つ重要な指摘がある。臨床薬理のチャプターの中に項目として損益比、まさに今日のテーマであるリスク／ベネフィットの比について述べている。リスク／ベネフィットの比は、いかにも数値的に表せるかのように誤解してはならないと指摘されている。

科学が発達して指数として示せる可能性がだんだん出てきたが、そういうものではなくて、リスク／ベネフィットはいろいろな年齢、病気の状態、生活の状態、さらにくすりの特性というものを全部鑑みて、個々の患者さんごとに判断するものである。意思決定の問題として扱われているが、そこで最初に「リスクはベネフィットよりも重んじられなければならない」と指摘してあることはきわめて重大である。

つまり、単にバランスを取って考えればいいという抽象的な曖昧な表現ではなくて、リスクは常にベネフィットよりも重く考えられなければならないということである。いかなる薬についても単純に「効く」と思い込んではならない。このテキストで厳重に注意されていることが守られないがために、効く、効く、と思い込んで多くの副作用被害につながっていくことを、われわれは無数の事例から学ぶことができる。

リスク／ベネフィットについては、この鉄則がよく理解されていない限りは、どれだけいろいろなことを言っても知識を得ても空しいので、あえて強調したい。

薬剤疫学と臨床医学

薬剤疫学は薬剤の使用実態を調査するサイエンスではなくて、非常に高度なレギュラトリー・サイエンスである。これは１９８０年代の後半からようやくかたちを整えて、いま急速に発達しつつある。薬剤疫学的な調査がきちんとできて、それを科学的に解析できないと会社は傾くことになりかねないので、いま欧米の企業は全力を挙げて体制を整えつつある。これは非常に高度なサイエンスで、臨床医学に透徹していないとこれを実行することはできない。

私自身もバックグラウンドは生化学者だが、実験医学、あるいは実験的な研究ばかりしていると決定論的にものを考えるようになる。あの患者さんで、こういう症例で、こういうようなことが起こったから、この患者さんでもそうではないか。これは一番単純な、決定論的な思考方法でおよそ論理にはなっていないが、やっかいなことに、臨床医学の世界はすべて確率的である。確率的というのはいわば天気予報と同じで、どれぐらいのパーセンテージで何が起こるかというデータがない限りは、物事を議論できない世界である。

これが科学たりうるには、確率を再現しないといけない。つまり、１００人の患者さんで10人に効果があったなら、次に２００人では20人に効果がある、５００人にすれば何人に効果があるというように、再現性がないといけない。

重要なことは、10人に1人の確率で物事を見るのと、１００人において10人であるのか、１０００人において１００人であるのかは、全然意味合いが違うということである。これを覚えて頂きたい。ここではあまり立ち入らないが、確率的に精度を高めることが、臨床医学の世界の最も重要なポイントである。

医療における意思決定

もう1つ重要なことは、意思決定である。われわれは個々の患者さんで意思決定をしないといけない。この点を医療従事者は十分注意して、十把一からげに論じてはいけない。ここから意思決定の科学として、確率論を背景にものを考える。その中の一つのポイントがリスク／ベネフィットで、これは平たく言えば副作用対効果と言ってもいいかもしれない。また、生活の質をキープする、つまり、日常性をできるだけ破壊しないようにしてあげないといけないということで、患者さんもこれを強く望んでいる。

例えば、私の専門の抗がん剤治療では、白血病、精巣癌、絨毛上皮腫などで治癒を目指して強い治療をする場合を除いて悪性リンパ腫でさえもすでに外来治療が原則になってきている。固形癌については、外来治療がほとんど原則であるから、日常生活をできる限り維持する方向ですべてが動いている。

さらに全体の医学のことに少し触れると、予防にどんどんシフトしてきている。入院してがんがんやるという治療は、すべての分野で過去の医療になりつつある。QOLの調査をするよりも、外来に来る日数がどれだけに減ったか。入院から外来になったかという、基本的に客観的なポイントで見ていくことがまず第1である。

もう1つがコスト・ベネフィットで、例えば心筋梗塞に対して血栓溶解療法をするという治療方法がいくつか開発されているが、それぞれのコストについて、比較するようになってきている。『カレント・メディカル』にはコストのことが必ず書いてある。コストを無視して、とにかく入院させてがんがん治療するようなことは避け、代替治療がないのかどうかを考えないといけない。これらの均衡するポイントを、個々の患者さんと議論しながら求めていくことになる。医療は、いま大きく様変わりしつつある。よって立つところの論理と意思決定を常に反芻しながら物事を考えることが必要である。

ベネフィットの理解

まず、ベネフィットを理解する。

治療、あるいはくすりの利点を理解するには、治療効果の実証レベル、証拠レベルがどの程度かをみる。つまり、臨床試験としてどの段階まで進んでいるか。言うまでもなく、第Ⅰ相は安全性試験であるから、ここではベネフィットは議論できない。前提がここで評価される。第Ⅱ相では臨床効果が評価される。そして、第Ⅲ相で初めて有効性が評価される。

ここで注意すべきは、第Ⅱ相試験では臨床効果にすぎないことである。つまり、基礎的な動物実験で表される治療効果がヒトでも実証できるかどうかを見るのが第Ⅱ相だから、ここでは臨床効果と言ったほうが分かりやすい。有効性については、まだ何も言えない。ここで使われるのは、たいていは代理エンドポイントである。これはきわめて重要なことである。

例えばある癌で、100人の患者さんで腫瘍が小さくなった人が20人いたとする。効いた、効いた、有効性が20％などと書くとそれは間違いである。この場合は、反応割合が20％だったことにすぎない。例えば糖尿病で血糖値がどこまでコントロールされたか。6か月間コントロールされて、「非常に有効性が高かった」というと、それはミスリーディングである。単に、「何人のうち何人が、血糖値が6か月間コントロールされた」としか記述できないのであって、そこでは有効性は議論できない。

高血圧についても同じことである。血圧がコントロールされただけでは、本当に意味のある効果かどうかはわからない。そういうものが代理エンドポイントで、とりあえず臨床効果を見てみるということである。これを従来、奏功率、有効率という表現で日本の先生方は言ってきた。いま私どもは反応割合という最も正しい用語法を用いるようにしている。

こういう代理エンドポイントを用いている限り、多くは実の効果としては単に、症候抑制的である。第Ⅲ相では、真のエンドポイントを基本的に取らないといけない。ここでは疾患抑制的に効果が測られる。有効性は、他の治療方法と比較してはじめて議論できる概念である。第Ⅲ相試験は常に比較試験だから、ここで初めて有効性について議論ができる。そして、第Ⅳ相で有用性が評価できる。これは実地臨床の、リアルワールドでのアウトカムを評価することで、ここではじめて高い精度で確率が出てくる。たいていは1000人以上になる。第Ⅱ相の場合には、数十人である。第Ⅲ相では数百人から1000人ぐらいである。

こういうふうに数の効果は非常に大きいもので、安全性について見ると第Ⅰ相から第Ⅳ相、すべての相を通じて評価するが、どんどん精度が高くなってくる。その情報を企業も当局も、刻々開示していかないといけない。

もう1つは、治療効果の証拠の内容範囲である。いまの話と重複するが、臨床試験のどの段階のデータが利用できるのか。第Ⅱ相のデータか、第Ⅲ相のデータなのか、比較臨床試験として現在の標準治療と比較してどうかということがわかっているのか。有効性なのか、単なる臨床効果なのか。反応を見ているのか、実際の疾患制御を見ているのかがポイントになる。その点で、ベネフィットが何かを理解していない限りは、患者さんにそのくすりの意味についてお話しすることができない。

もう1つ重要なことは、臨床試験の適格規準が何だったか。つまり、どのような患者さんを対象に臨床試験が行われたかがきわめて重要である。また、臨床試験ではリスクのある患者さんは必ず省くので、その除外規準がどういうものだったか。ここをきちんと見ておく必要がある。特に新薬として出てきたものについては、ここが大きなポイントになる。

もう1つが、ベネフィットについては症状をコントロールしているだけなのか、最終的に、その疾病自体をコントロールしているのか。イベントコントロールというのは、例えば糖尿病だと血糖をコントロールするだけではだめで、最終的に糖尿病の患者さんがどれだけ脳卒中を起こすか、心筋梗塞を起こすか、あるいは失明するのか、腎不全になって透析に行くのかが問題である。なお、現在日本で透析をしている患者さんの大半が、糖尿病の末路である。

つまり、最終的なイベント、末路がどうなるかを見ないといけない。糖尿病の患者さんに糖尿病をコントロールする薬を投与したときに、最終的に10年後に心筋梗塞、脳梗塞、あるいは腎不全がどれだけ減ったか。そういう証拠を出さなければならない。

したがって、代理エンドポイントで評価されているのか、真のエンドポイントでのデータがあるのかということになる。はやりの言葉で言えば、エビデンスの内容は何なのかということになる。

ベネフィットの正しい評価

代理エンドポイントと真のエンドポイントについては、疾患の正しい理解が必要である。つまり、症候の経過と予後がどういうものか、イベントは何かという疾患に関する知識、診断学と治療学の知識を十分に持っていないと、これを評価することはできない。

典型的な例として、ＨＩＶのキャリアに対してＡＺＴ（アジドチミジン：エイズ治療薬）の早期投与がいまから十数年前に議論になった。ＡＺＴは最初の抗エイズ薬として登場したが、これをウイルス量が少ないとき、つまりＨＩＶキャリアと診断されたときに早期に投与すれば、エイズが発症せずに済むのではないかとだれもがそう思ったが、実際にその臨床試験でＨＩＶのキャリアにＡＺＴを早期に投与すると、余計早くエイズが出てきてしまう。そして、死亡率も高いことがわかって、バローズ・ウェルカム社は一部、訴えられたりした。大規模な臨床試験をアメリカとヨーロッパで行って、同じ結果となり、早期に投与するのはまずいということになった。

これは、実際の最終的なエンドポイントを見ない限りは、患者さんにベネフィットについて何も語ることはできないというよい例である。

例えばある抗がん剤を投与して、膵癌の患者さん、１００人で30人が痛みが取れたとなると、腫瘍が小さくなったというよりも、より主観的なパラメータだから、ほとんど眉に唾つけてしかその評価はできないことになる。そういう評価も、ランダム化比較試験によって、きちんとしたデータを取れば、それなりの意味がある。しかしながら、そういうランダム化比較試験であっても、症状を抑えているのか、疾患自体をコントロールできているのかという点では、やはり大きく評価は違ってくる。

リスクの正しい評価

リスクについて評価する場合は市販後の調査研究はクリティカルである。これは企業生命にとっても、患者さんや医師にとってもクリティカルである。

しばしばこういうものが科学と切り離されて、あまりサイエンティフィックでないと思われがちなのは、サイエンスに対する認識の浅さと言ってよいかと思う。しかしながら、臨床試験を含めてこのような臨床科学はきわめて、ある意味で難しい。科研費ベースの研究の延長上には、臨床科学は決して存在しないし、薬剤疫学も存在しない。これらは事業であり、それらを運営するのは経営であるから、従来のような実験室レベルの研究と同様にこういうことを議論することはできない。

リスクとは狭義には毒性の種類とグレード(程度、範囲)であり、一般的に、特に抗がん剤領域ではNCIの出したCommon Toxicity Criteriaでグレーディングされている。すべての毒性について客観的に評価できるようになっているから、他のくすりにも応用していけばいいと思う。毒性の発現割合を理解し、発現の時期を理解する。

そして、何よりも毒性の診断・治療・予防法の理解がポイントになる。その毒性をコントロールできる限りは、ある程度、リスクがあっても致死的な疾患なら、それはリスク／ベネフィットの評価の中でベネフィットに傾いてくるということである。英語ではmanageable or notまたは防止、治療可能かどうかということで、しかもこれは確率的な事象であることを理解したうえで判断する。

リスク／ベネフィットのバランス

リスクとベネフィットを組み合わせて判断するとき、つまり広い意味でリスク／ベネフィットのバランスということになるが、これは非常に難しい。

多次元的で確率的で、しかも経時的な洞察が必要である。一つのポイントは、疾患の特性・病期・病態・予後・年齢を理解する。当然のことながら、疾患の持つリスクによって判断基準が異なる。慢性非致死性なのか、あるいは難治性で放っておいたら死ぬのかということになるが、これについては診断の精度が前提になる。

もう1つが治療効果の内容である。症候コントロール的か、疾患コントロール的か、あるいは治癒的なのか、非治癒的なのかと言ってもいいと思う。この場合には、対象となる疾患のリスクカテゴリーがどのようなものかという評価になる。これはかなり専門的で、病期・病態、つまりがんならがんがどれぐらい進行しているのか、末期に近づいているのかどうか。その場合には、別の観点から、あとどれだけ日常生活をエンジョイできるかという判断も必要である。年齢によっても違うし、病態はそれほどたいしたことはないが症状が激しい場合もあり、千差万別、十人十色である。

エンドポイントは、どういうエンドポイントを取って臨床試験がなされているかということがポイントである。くすりに関するデータが臨床試験のどのレベルか、どういう患者さんがエントリーされているかを見なければならない。だから、理想的には、くすりが承認された段階で臨床試験のプロトコルのエリジビリティ・クライテリア（適格規準）、つまりどういう患者さんが対象になっているかのデータを全部開示してもらうことが必要である。

リスクについての判断は、先ほど述べたように予測できるかどうか、管理が可能かどうかである。つまり、診断できるか、あるいはそういうリスクがある人をあらかじめ選別できるのかどうか、さらに副作用が起きたときに、それをコントロールできるかどうかということになる。したがって、副作用のプロフィール、スペクトルのデータとリスクの診断、モニタリング方法があるかどうか、支持療法があるかどうか、である。

例えば、シスプラチンだと一番重大な副作用は20年前使用されはじめた頃は腎障害であったが、点滴を十分することによって避けられることが分かった。長期間、何回も投与できるとなると、最終的には難聴などが問題になった。カルボプラチンではプロフィールが違っていて、血小板の減少、あるいは白血球の減少という骨髄抑制が主たる毒性になる。それについても腎機能と相関していることが分かって、腎機能から、くすりの一定期間の血中濃度、血中にどれぐらい存在するかのリスクを前もって判断できるから、個人の腎機能に基づいて適切な投与量AUCを設定できるところまで進歩してきた。このように、くすりによって対応が大きく違う。薬理動態、個々の患者さんの臓器の機能がどうかを全部考えて議論しなくてはいけない。

リスク——有害反応

先ほど丸木さん（丸木一成氏、読売新聞東京本社医療情報部部長、２００３年当時）が触れられたイレッサについて、いままでのところを復習しながら議論してみたい。致死的毒性である間質性肺炎が数％出現する。その死亡率は約50％である。発現時期は約60％がほぼ投与１か月以内、診断は血液ガスかCTによる。治療はステロイドしかない。リスク因子は既存の肺損傷か炎症で、モニタリングの可能性はオキシメータ、すなわち血中の酸素濃度をモニターすることであるが、これについては、かなり検討の余地がある。

問題は、こういうリスクのパーセンテージを大本営発表の如く、まったく信用できないかたちで出し続けたことである。それは企業にとって大きな損失だったし、厚労省の指導もよくなかったと思う。毎日新聞が簡単な調査をして、日本呼吸器学会で発表した14施設を対象に簡単な１枚だけのアンケート調査をして、それでこのパーセンテージが出た。これがほぼ、西日本肺癌研究グループの大規模調査によっても確認された。

このパーセンテージ、間質性肺炎の死亡率は50％、つまり、イレッサの投与によって２〜３％の死亡率で間質性肺炎という激烈な、われわれが最も恐れる病気によって亡くなる。そのほかにも角膜びらんは失明の可能性があるし、肝障害や出血性膀胱炎などがある。

もう１つはコストで、例えば、効果があって腫瘍が小さくなり、しかも持続すれば飲み続けなければならない。１日８０００円で、保険で支払われる。だいたい自己負担分が３０００円とすると、１

か月にくすりだけでほぼ10万円かかる計算になる。

ベネフィット——治療効果

くすりのコストは限界に達している。イレッサでは、標準治療に不応の非小細胞肺癌の患者さんの20％で腫瘍の縮小がある。これは代理エンドポイントである。この疾患は致死性で、放っておけば1年ぐらいで死亡する。実際に、イレッサと最善の支持療法との比較臨床試験のデータがあるかどうかという問題に帰着する。

腫瘍縮小による症候の抑制であるから咳や痛みについてはコントロールされるし、もし効果が持続すれば延命できる。実際には1年以内で亡くなると思った人が2年生きているという例もある。であるから、第II相試験のデータをどう読むかになる。しかし、生存期間が延長したという真のエンドポイントの証拠はない。この延長を実証するには、比較臨床試験をしなければならない。この薬の利点を生かすには、モニタリングが問題になる。致命的な副作用をコントロールできれば一番いい。

疾患のリスク、治療効果の算出

先ほど『メルクマニュアル』のチャプターの中にリスク／ベネフィットの項目があると話したが、そこには「便益指数なるものを数学的に出すことはできない」と記述されている。とは言え、われわれ医師が頭の中で何を考えているかというと、結局、つまるところ、便益指数なるものにほかならない。疾患の死亡率、あるいはイベント発生率などの疾病のリスクはそれらを算出することができる。その疾患に対するある治療法の治療効果も算出できる。先ほど述べた反応割合、生存割合がそれである。それらと比較考量するのは、疾患によるリスクがどれだけ低くなるかである。

もう1つは副作用のリスクである。副作用による死亡率と副作用の管理可能性を評価する。イレッサを例に取ると、これは疾患のリスクで死亡率は1になる。放っておけば、1年ぐらいでほとんど亡くなる。厳密にはもう少し小さいが、大ざっぱに、こういうことを頭の中で考えるということである。イレッサの反応割合は20％である。致命的副作用である間質性肺炎の発現割合を0・03として、副作用のコントロールの割合は間質性肺炎が起きた人の半分が亡くなるから0・5として計算できる。

肺癌では標準治療が効かなかった場合には、ドセタキセルが2次薬としてのチョイスになる。これを同じように計算すると、10以上というファクターになる。したがって2次薬にはドセタキセルを使ったほうが利口だということである。ドセタキセルについては、ランダム化比較試験があり、2次薬としての第一選択はドセタキセルだというのが教科書的な、あるいは前述のPDQの記述である。

これに対して、糖尿病の薬であるトログリタゾンなど慢性の非致死的疾患の薬剤は事情が異なる。このような場合には高度に安全性が保証されないといけない。トログリタゾンを例に、公聴会をやってそうなったのだが、市場から回収された時の死亡割合からみて、1000以上の便益指数が要求される。これはかなり、その時点での恣意的なものがある。

漢方薬の問題

もう1つ、演習として漢方薬について見る。漢方薬について重要なことは、品質が一定でない、標準化できないことである。また、「証」では疾患実体を定義できないという問題があり、再現性がないことは漢方医自身が認めている。加えて、効果についての評価方法がほとんど主観的である。私どもは大学院カリキュラムの薬剤疫学の演習で昨年、ツムラの方にデータを提供して頂いて公開で評価したが、ランダム化比較試験と称していても、再現性が保証されるデータは残念ながら皆無であった。今後はもっと厳密な臨床試験をしていかなければならない。

『カレント・メディカル』には代替補完医療のチャプターが新しく出ていて、米国ではいわゆるハーブメディシンについての評価が相当大規模に行われている。そこで品質を一定にして標準化していく過程によって、臨床試験でネガティブデータばかりになってくることが指摘されている。

解決策は試験薬の標準化・規格化、対象疾患の定義、客観的エンドポイント、ランダム化比較試験に尽きる。

薬剤疫学上の根本課題

まさにそれらは、今後のサイエンスの課題である。現在われわれは多くの問題を抱えているが薬剤疫学上の根本課題は、承認審査の問題と薬害防止をどうするかということで、最初に申し上げたように、ポイントさえ摑めばそんなに難しいことではない。ただし、レギュレーションとして、規制の意思決定をするのはなかなか政治的に難しい。

医薬品適正使用の問題点

われわれが抱えている問題は未承認、または適応外で、テキストにも書いてある本来なら使えて当然の薬が使えないことが多いことである。ざっとみても、200を超えている。逆に、わが国で広く使用されていて有効性が実証されていない医薬品も多い。私は漢方薬を攻撃するつもりはないが、単純に百歩譲って客観的に見て、第Ⅲ相で確実に有効性が実証されているものはほとんどないと申し上げている。そういうものが、漢方薬に限らずまだたくさん市場に残っている。

こういうことから何が窺えるかというと、代理エンドポイント、適格規準という臨床試験の限界を無視して、承認のときに適用を拡大して使用を許してしまう。イリノテカン、イレッサともにその典型例であった。臨床試験のデータは限られた条件のそろった患者さんが対象である。言ってみれば優等生ばかり集めて試験をすればいい点が出るということである。医師も行政当局もどうも確率論的にこれが理解できていないのではないか。

それから、市販直後のデータが生かされない。市販直後に起こる事象は、先ほどの電信柱にぶつかる話ではないが、イベントとして全部きちんと確率として見ておけば、再現性が高いことがわかっている。

もう1つ重要なのは3倍の法則と言って、ある副作用の頻度を確定するには3倍の人数が必要である。1%の頻度で再現される副作用のリスクを確定しようとすれば、300人調査しなければならない。これは推計学的なごく基本的な法則である。副作用被害防止のためには、因果関係論を持ち出してはならない。こういうことをやっている限りは、薬害を延々と繰り返すことになる。

規制の意思決定

規制の意思決定にはいろいろなチェックポイントがある。まず動物実験のデータを正しく読む。ここでデータを隠していたら、これは犯罪として厳しく処罰する必要がある。臨床試験の各相のデータ、海外のデータを隠蔽した場合も、適切な罰則規制が必要である。承認審査では、きわめて限られたデータの中でそれを全部生かさないといけないという大きな責任がある。

しかしながら、いろいろなインチキ、隠蔽があることは、本当に困ったことだと思う。次に日本の場合には、フリーマーケットではないので、薬価収載というところでまた修正が行われる。ここで重要なことは、これらのデータをアップデートさせて全部添付文書に入れておく必要がある。だから、ここで因果関係を持ち出して切り捨ててはいけないということである。PL法上ここでは警告義務がある。

次に、先ほど強調した市販直後の調査はきわめて重要で、そのデータを刻々添付文書に反映させていくことが薬害を防止するポイントである。ここで副作用の自発報告はクリティカルになる(このように述べるのは、自発報告された有害事象は、副作用(薬物有害反応:Adverse drug reaction)として定義される、というＩＣＨＧＣＰの規定を踏まえてのことである）。医師、薬剤師、看護師、患者さん本人が、これは関係あるのではないかと思ったら絶対に報告する。そういう意味では改正薬事法で副作用報告が義務化されたことは、非常にいい方向だと思う。

副作用報告などがあったら調査会を開くが、因果関係論を持ち出してはならないことは法律化したほうがいい。とにかく、市販後にどういう現象がどれだけ起こったか、集められるだけの情報を集めておかないとあとになってさっぱり解析できない。これは薬剤疫学上の鉄則で、ここをどうするかが日本の大きな課題である。

あとは規制の意思決定で、これは厳重に疾患の特性、今日のテーマであるリスク／ベネフィットの判断をきちんとするということである。これらのチェックポイントで、当局は何をどうしていいのかわかっていないのが現状と言ってよい。

それぞれの自律性（オートノミー）

最後に、最初に指摘した自律性の話になる。よく目を凝らして、それぞれが独立した立場で連携を取り合いながら、情報をすべて開示して議論していく必要がある。患者さんを中心にして企業、アカデミアのセクター、プライベートのセクター、くすりの副作用を考える会とか、ビジランスセンターもあるし、大学などときちんと連携を取って、厚労省当局とも連携を取って、いかに薬害を防止するかを考えないといけない。先ほど来のリスクの予見と回避手段を、みんなが衆知を結集してやる必要がある。ここで因果関係はどうだ、メカニズムはどうだというのは愚の骨頂だということはよくお分かり頂けたと思う。

薬害防止とはそういうことで、これを遺伝子解析してどうのこうのというのはその次の段階である。イベントが起こったら、電信柱にぶつかったのもイベントと考え、そういうものも含めて、全部データを集積して、科学的に確立している方法で調査をする。そして、発現率とリスクの因子を解析する。そういうことを1つひとつのくすりについて繰り返していくことで、非常に大きな情報が数年の間に蓄積される。基本的にはそれしかない。

最終的な結論としては、それぞれがオートノミーをもって、患者さんを中心に連携してそういう情報の交換、集積のシステムを作りあげていくことで、一歩ずつ前進できる。今後、リスク／ベネフィットについて考えるときにはますます臨床試験についての深い理解が必要になるし、市販後調査の重要性の理解、さらに自発報告の重要性が認識されないと先に進めないことがはっきりしてきている。

私は、医師の立場から昔からずっとこうしたことを申し上げてきたが、いまは医薬分業が当たり前のようになってきて、現場における薬剤師の役割は大きくなり、その責任も大きくなってくると思う。より一層科学のベースについてわれわれが理解していないといけない。これからは実践のステージに入ったと思う。

本章「薬の有効性と安全性のバランス」は、2003年9月28日に開催された薬の適正使用協議会／第13回日本医療薬学会年会共催シンポジウム「みんなで考えよう薬のリスクとベネフィット――薬剤師に期待すること」において行った講演内容である。それから20年以上経てもなお、この内容はレギュラトリー・サイエンスにおける意思決定の核心中の核心であるリスクとベネフィットについて、どのように考えるかの基本としての役割を果たすものである。ここに補遺として、現在、我々に突き付けられている、より深刻な問題に触れておこう。

ワクチンの「利益がリスクに勝る」は妄言

今回、国家レベルでの「ワクチン」接種推進にあたって、決まり文句は「利益がリスクに勝る」であった。これほど如何わしいキャッチフレーズがあろうか？　如何わしいと断じる所以やいかに？　はっきり言おう。「利益がリスクに勝る」など、まともな医者なら、口が裂けても吐くことのできぬ妄言だからだ。それぞれ御身にかけて問うてみるがよい。いったい誰の？　どんな利益なのか？　誰がどんなリスクを負うというのか？　いったい何がどのくらい分かっていて、それは、どれほどに確かなのか？　そして、「利益がリスクに勝る」というその判定はいったい誰がどのようにするのか？　そもそも判定基準はあるのか？　その基準はどのような根拠によるのか？　いったい全体、それらに関する情報は国民に正確に提供されてきたのか？

瞬時に、私の頭の中にはこれだけの疑問が噴出してくるのだ。

厳密に考えを進めてみよう。

「利益とリスク」というが、それぞれの定義も与えられていないし、それらを測る指標も、条件も、場も時も、5W1H揃って、何も明確ではない。であるが故に何一つ比較考量できていないではないか。私は、日本国民のほとんどがこのような戯言に騙され続けるのを目の当たりにして、何か自分が別の世界にいるかの如き錯覚を覚えんばかりである。

「ワクチン」接種開始以来、厚労省には次々と有害事象(自発報告であれば、それは薬物有害反応すなわち副作用と定義される)による死亡報告が上がっていた。先に記してきた通り、当初より厚労省はそのホームページに「ワクチン」接種後の死亡報告を公開してきた。そして当然のことながら、「ワクチン」接種後に一定の頻度で死亡があることを厚労省は熟知していたはずである。一定の頻度とは、0・002%であり、10万人に2人は確実に死ぬと言うことである。厚労省は怠慢にも死亡以外の被害について正確な情報を収集することなく「利益がリスクに勝る」と日本国民を「ワクチン」接種に追いやったのであった。むろん、ワクチン接種による死亡・健康被害は予見できたし、危険回避もできたはずであった。

どこをどう突けば、いったい「利益がリスクに勝る」と言えるのか?「ワクチン」接種による「利益」とは一体何なのか? コロナに感染しても重症化しない? コロナ感染による致死率が低減される? そんな証拠はどこを探しても出てこない。あまつさえ、2021年9月1日の厚労省アドバイザリーボードに提出された資料は、雄弁にも「ワクチン」接種によって、全年齢や65歳以下、またある年齢によっては、むしろコロナ感染による致死率が高くなるというデータが示されていた。その後、厚労省はなんと、アドバイザリーボードにそのような重大な、「利益がリスクに勝る」集計データを提出するのをやめてしまったのである。

ところが、まさに性懲りもなく、翌年2022年8月31日には「ワクチン」接種者と非接種者における新規コロナ感染者数の集計データをアドバイザリーボードに提出した。何と、コロナ感染による致死率データは示さずに新規感染者数のみを示したのであった。頭隠して尻隠さずとはこのことを言うのだ。やはり、悪事はバレる。コロナ感染率は「ワクチン」接種によって年齢によっては、むしろ高まっていたのであった。

年齢によっては、「ワクチン」接種によって、感染率は高くなり、致死率も高くなる?! 厚労省のアドバイザリーボードに提出された資料から見えてくるのは最悪のシナリオであった。

厚労省は、私たちの2022年8月1日に提出した情報開示請求に不開示通知で応えた。現在、不開示決定の取り消しを求めて東京地裁にて係争中である(東京地裁令和5年(行ウ)第44号行政処分取消請求事件、令和5年(行ウ)第297号 訴えの追加的併合請求事件)。

2024年4月初現在、今や「ワクチン」を批判する論文が世界中で堰を切ったように出版されているが、そこで指摘されるのは、もはや「利益とリスク」ではなく、損失/被害と利得の評価である。

副作用のない薬はない

副作用のない薬はない、これは動かしようのない事実である。であるが故に教科書的には〝薬物治療は、起こりうる利益がリスクを上回る場合のみ正当化されるのであって、それは患者さんにとっても医師にとってももちろん社会にとってもそうでなければならない。これは医療の鉄則であり、医療行為におけるリスクマネジメントの根幹である。

この論点についてイレッサの例から何を学ぶことができるか？　イレッサは分子標的薬であった。当然の理屈として、ある腫瘍において、イレッサが標的とする分子を発現しているがん細胞が多ければ多いほど腫瘍縮小効果は期待できるはずである。

事実、分子標的薬一般にこの原理は適用できるのである。これをコンパニオン薬という。コンパニオン薬とはすなわち診断と治療の一体化を意味する。

薬は、それが効く人には効くが、効かない人には効かない。薬を投与する前も投与してからも事実はその通りである。しかしながら、診療の初めからこれでは身も蓋もない。この〝当たるも八卦、当たらぬも八卦〟の医療の歴史に、今ようやく、科学は幕を引こうとしているのであるが、残念ながらまだ、新しい薬に期待するあまりに、地道なコンパニオン薬としてそれを完成させるまでの高度に厳密な科学的努力を続ける辛抱とコストのかかる研究開発努力ができないのである。

イレッサの場合であれば、イレッサを投与しようとする患者さんの腫瘍における標的分子の発現を事前にチェックして投与を決めればよい。現在のイレッサの添付文書には、「4．効能または効果

ＥＧＦＲ遺伝子変異陽性の手術不能または再発非小細胞肺がん」と明記されており、注意事項５・１には、「ＥＧＦＲ遺伝子変異検査を実施すること。ＥＧＦＲ遺伝子変異不明例の扱い等を含めて、肺癌学会の「肺がん診療ガイドライン」等の最新の情報を参考に行うこと」と記載されている。つまり、イレッサ承認時点ではこのような科学的根拠に裏付けられた適応基準がなく、臨床試験で有効性を実証できなかった理由もそこにあった。つまりイレッサが効くであろう患者さんを事前に選別せずに臨床試験が実施されたわけである。イレッサが効かないであろう、イレッサの標的分子を発現していない腫瘍をもつ患者さんが臨床試験に組み込まれていたのである。ここでは立ち入らないが、全く同じ理屈が、免疫チェックポイント阻害薬が承認された当初の時点でも当てはまったのである。

新薬への期待が大きければ大きいほど、立ち止まって、慎重にコンパニオン薬の原理に忠実に地道なコンパニオン薬としてそれを完成させるまでの辛抱と研究開発努力をすべきなのである。そのような地道な厳密な科学の手順をスキップして、今まさに薬害の種がまかれたことをここで触れておかねばならない。

「薬害の種がまかれた」とは、一部の認知症専門医やマスコミが、画期的として喧伝する新規抗体医薬品レカネマブが承認されたことを指す。あらためて、薬害防止の観点から薬の安全性と有効性とは何か厳密に考量することは実践的にも有益であろう。

実は、２０２３年10月６日に世界最大のアルツハイマー病研究組織である米国ＡＤＮＩの代表研究者でカリフォルニア大学サンフランシスコ校医学部の Michael Weiner 教授を迎えて、ＭＣＩフォーラム第2回ＭＣＩシンポジウムを京都大学医学部でリアル／ウェブハイブリット形式で開催した(https://www.lhsi.jp/mciforum_2nd.)。参加者の多くは京大の若い医師、教官であったが、全国、海外からの参加者もあり、活発な討議が行われた。

折しも、アルツハイマー病の原因に関与すると目されるアミロイドβ蛋白質に対する抗体医薬品レカネマブによる早期アルツハイマー病の認知機能低下を抑制する効果が臨床試験で確認されて、米国に続いて我が国でも承認されたそのタイミングでの会議開催となった。トップバッターの Weiner 教授の講演もレカネマブの効果と副作用そして、アミロイドに対する抗体医薬の限界に関するものであった。続いて、臨床医学のトップジャーナルである New England Journal of Medicine に掲載されたレカネマブの第Ⅲ相試験結果の報告論文の共著者である東京大学医学部神経科学の岩坪威教授が演題に立って、レカネマブの効果と、彼が主任研究者として推進している最先端の臨床研究の進捗を紹介した。レカネマブについてはアルツハイマー病に対する初めての抗体医薬であることから非常に注目されており、メディアの報道も人々に大変な期待を抱かせるものとなっている。しかしながら、昨年２０２２年末から多くの指導的科学医学雑誌によって問題点が指摘されてきた。既に述べてきた抗がん分子標的薬イレッサもそうであったが、新しい薬に対する世間の期待は大きく、メディアがそれを報道することが宣伝先行となって、過剰な期待を生むことになってしまう。製薬企業も当然それに水をさすようなことはしないから、期待だけが膨らむ構造が出来上がってしまう。ここに１つの薬害拡大の温床ができあがる。私の見るところ、このままではレカネマブが大きな副作用被害を生む可能性が払拭できない。そこで論文やＦＤＡのドキュメントに記載された事実に基づいてレカネマブにするコメントをこの国際シンポジウムで指定発言の形で示した。英語で行った講演の日本語訳を参考資料として収載した（資料２）。高度に専門的臨床医学的論述であることをお断りしておきたい。

注

（１）拙著「医薬品の適正使用と副作用防止の科学」同『疾病征圧への道　上巻』（創英社／三省堂刊、２０１９年）３６０〜３８４頁より転載。

（２）ＮＣＩ（National Cancer Institute：米国国立がん研究所）。

（３）ＰＤＱ（Physician Data Query：ＮＣＩが配信するがんの治療等に関する包括的データベース）。

終　章　健康とは何か？
——健康を守るための科学する心

「ワクチン」でパンデミック解決は不可能

罹る人は罹り、亡くなる人は亡くなる。あらゆる疾病におけるこの厳然たる事実を虚心坦懐に受け止めることから臨床科学が始まる。１５０年ほど前、フランスではルイ・パスツールとアントワーヌ・ベシャンが疾病の原因をめぐって激しい論争を繰り広げていた。化学者であり細菌学者であったパスツールは病原体説を唱え、臨床医であったベシャンは宿主説を主張していた。罹る人も罹らない人もいるから疾病は病原体で全て説明できるものではない。臨床医としては当然の洞察であった。感染症においてさえ罹る、罹らないは、病原体と宿主の相互関係によるのであって、因果について一律に決めてかかることはできない。

さらに、ある疾患に罹らない人々において、その理由は例えば、免疫があるかないか、病因となるウイルスなり、細菌なりに対する抗体を保有しているかどうか、のようなよくある説明のように単純ではない。そもそも冷静に考えれば、新型コロナ感染症について「免疫」の実体は何も明らかではなかったし、「抗体」にも種類があり、また問題のウイルスによる感染症に本当に有効なのかどうかは厳密に調べない限りわからないはずであった。だから、アプリオリに「ワクチン」で問題の感染症をコントロールできると考えるのはあまりにも短絡的にすぎる考えであったと言わざるを得ない。

さて、このような疾病の原因に関する論争は、ありふれたもので珍しいものではない。因果推論は医学の中心的テーマである。第2章で述べた明治時代の脚気についての細菌説と栄養失調説はその典型である。因果の見誤りは悲惨な結果を導く。近年では、スモンの原因についての論争が記憶に新しい。多くの学者がウイルス説、環境汚染説、そして栄養不足等々を主張、諸説紛々たる様相であったが、結局、下痢止めのキノホルムによる薬害であることが判明したのである。私が医学生であった頃、当時大学紛争中、助教授であった神経内科の祖父江逸郎先生はキノホルムの毒性を疑って、生化学教室助手の山中直樹博士と共同でキノホルムがミトコンドリア毒であることを突き止めていた。ミトコンドリアが阻害されれば当然神経障害がおこる。私は、薬は毒であること、優れた臨床家はそれを見抜くことを目の当たりに学んだのであった。

基本的な生命原理を踏み外すと、必ず手痛いしっぺ返しを受けることになる。生命原理に限らず、自然の原理にしても然り。このことは肝に銘じておかなければならない。私の目の黒いうちには到来しないことを願うのみであるが、地球の温暖化のみならず、プラスチックの海洋汚染は、すでに人類の健康に重大な問題を引き起こしつつある。つい先ごろ、人の血液中からナノプラスチックが検出された。ナノプラスチックは、脳にも入り込む。そしてその表面には、有害な化学物質が付着しているのだ。九州大学の研究グループによるシミュレーション研究で2060年頃には、日本近海のプラスチック汚染は悲惨なレベルに達すると予測されている。今なお裁判が続く水俣病は、今ここにある未来なのだ。

「病気は薬で治す」という思い込み

一体全体、「薬」という言葉には魔力でも備わっているのであろうか？

薬は毒であることを先に述べたが、世界で最も読まれていると言われており全科を網羅する医学書である『メルクマニュアル』(現『ＭＳＤマニュアル』)の臨床薬理学の章は、「薬は生体にとって常に異物である」という言葉から始まる。私は本書翻訳の際に、初めてこの言葉に接した時の衝撃を忘れない。

副作用のない薬はない、薬を飲んで何か問題が起こったらまず薬を止める。これは薬物療法の鉄則である。薬を飲んで、何か副作用による症状、変化が起きて、今度はそれに対処するためにまた別に薬を処方する。こんな愚かしいことを経験した方も多いに違いない。新型コロナウイルス「ワクチン」も例外ではない。

確定診断無くして治療なし、も治療の鉄則である。診断がついていないのに薬を使う危険性はいくら強調してもし過ぎることはない。まさに新型コロナウイルスに対する「ワクチン」接種はこの鉄則に反している。一体全体どのような人に効くのか？　どのような根拠で誰もが対象になりうるのか？「ワクチン」の無差別接種は医学の原則とは相容れない。

罹る人は罹り、罹らない人は罹らない。罹らない人は、罹る人と何が違うのであろうか？

自身の免疫力が十分に発揮されるように注意深く日常心がける、私は「新型コロナウイルス関連肺炎に罹らないために[1]」にそのように解説した。健康な人に本来備わっている自然な感染防御の能力の本体は血液中の抗体だけではない。とりわけ新型コロナウイルスのように感染経路が、飛沫、空気感染であるような場合、血中の抗体では感染の防御はできない。それを証拠にいつ頃からか、政府、専門家も「「ワクチン」で感染を防ぐ」、から「「ワクチン」で感染を防ぐことはできないが重症化は防ぐことができる」と、「ワクチン」接種扇動キャンペーンを変更したことを賢明な読者は忘れてはいないだろう。

そしてご存知の通り、「ワクチン」を打ったびにと言わんばかりに感染波は引いては押し寄せて2023年には第8波にみまわれた。

不可解なことに、同年1月における新型コロナ感染者における死亡率、重症化率は、ともに日毎に上昇して、月末には年初の数倍に達していた。感染者の大半がブレークスルー感染、すなわち、接種者であったことから、先の政府、専門家の主張が、全く根拠のないでまかせであったことは明白である。この時点では、ほとんどの人がマスクを着用し、飲食店等も手の消毒やソーシャルディスタンスを厳守していたのにもかかわらず、感染拡大は収まらず、かつ死亡率が高くなってしまったこの事実は極めて重大であり、厳密な科学的な調査研究が必要である。

つまり、「ワクチン」接種によって、新たな変異株に対する感染が防げなかったばかりではなく、逆にいわゆる免疫低下状態にあって、感染後の病理プロセスに対して生体の抵抗力が減弱していたと考えざるを得ない。話がそれてしまったが、このような経粘膜感染に対する合理的な対策は、粘膜「ワクチン」である。粘膜レベルで感染を防御する抗体はIgA抗体である。

医学のパラダイム変換

人類は、病気を克服するために、常に闘ってきた。その過程で、ときに革命的と呼べる発見や発明が生まれ、それまでの医療を一変させてきたことはよく知られている。例えば20世紀初頭、フランスの医師アレクシス・カレルは血管縫合術を発明し、それは臓器の再建術をはじめとするさまざまな手術に用いられるようになった。同じく20世紀前半には、カナダの医師フレデリック・バンティングがインスリンを発見している。さらに、その数年後には、イギリスの細菌学者アレクサンダー・フレミングによるペニシリンの発見があり、感染症の治療薬が開発されて、創薬研究が爆発的に盛んになるきっかけとなった。

このように人類は、さまざまな疾患をコントロールする方法を、ある程度は手に入れてきたといえる。しかしながら、その疾患のコントロールも、人間の寿命延伸という点においては、限定的といわざるをえない。人間の寿命延伸に関しては、実際には、貧困からの脱出、すなわち衛生と栄養の改善によるところがきわめて大きく、医薬品による寿命の延伸効果は限られたものなのである。つまり、ほとんどの疾病は、その征圧からはほど遠いといってよい。

しかし今、そのような治癒できなかった疾病に関して、征圧の目途がつくような画期的な出来事が相次いでいることをご存知だろうか。それは、生体に生まれながらに備わる幹細胞を利用した再生医療の実用化である。例えば、重篤な機能障害あるいは厳しい予後が予想された重度の脊髄損傷の患者さんを、回復に導くことができる自家骨髄由来間葉系幹細胞による治療がある。その様子はビデオ映像に収められており、動くことのできなかった患者さんが、歩いて帰れるほどまでに回復する様子を見て感動を覚えるのは、筆者だけではないだろう。

神経、鼓膜、角膜、膀胱括約筋については、すでに医薬品の承認審査を行う医薬品医療機器総合機構(PMDA、厚労省)から製造販売承認され、保険適用されて患者さんのもとに届けられている。つまり、我が国においては、再生医療はとっくに実用化され、日常医療となっているのである。これらの添付文書はインターネットですぐ見ることができる。それが何よりの証拠である。骨、軟骨、血管等々の再生医療等製品についても治験終了または治験が進行しており、治験終了したものから順次承認申請に入ることになる。これらの再生医療は幹細胞を利用するか、または、損傷のタイプによっては、組織工学的技術を上手に組み合わせている点を特徴とする。

我々の体には、もともと健康を維持して、病気や怪我から回復する自然治癒力が備わっている。再生医療はこの「自然の生物学的な原理を用いるもの」であり、従来の医薬品による治療原理とは根本的に異なっている。つまり、人類はついに本当の意味で、病気や損傷を治す医療の開発の扉を開いたのである。そしてそれは日本の医師、科学者によって初めて実現したと言ってもよい。これはマスコミを熱狂させたｉＰＳ細胞の話ではない。再生医療にｉＰＳ細胞などは全く必要なく、読者諸兄にはそろそろ目を覚ましてもらって、再生医療の真の姿をまた、医学において医学史上最大のパラダイムシフトが起きていることを知って欲しい。正しい科学とは何か？　正しい医学とは何か？　これを理解していただきたいのである。私たちは今、人類未曽有のただならぬ科学・技術の革命期に生きている。向こう10年の間に人類は主要な疾患征圧へのロードマップを明確に描くことができるようになり、その実現に向けて一致協力して邁進する時代に入ることを私は確信している。

「我々の体には、もともと健康を維持して、病気や怪我から回復する自然治癒力が備わって」おり、再生医療は「自然の生物学的な原理を用いるもの」と述べたが、新しい医学・医療の理解を深めるために、今や日常医療となった各再生医療を貫く共通の原理――生体で生理活性をもつ幹細胞の利用、および組織工学と呼ばれる技術を用いた組織再生の場となる足場素材の供給――について以下簡単に理解しておこう。

幹細胞療法とは？

幹細胞は、血液、骨髄、脂肪、結合組織、神経、皮膚など、体のさまざまな部位に分布しており、ある特定の刺激を受けると、与えられた場に特異的かつ成熟した細胞タイプを作り出す。生体において、細胞が死んだり傷ついたりしたときに、それを修復補充する役目を担っているものと考えられている。

ここで述べる幹細胞療法で使用するのは、成体幹細胞と総称される種類の幹細胞である。この細胞には外部から人為的操作を何も加えないので腫瘍化するおそれがなく、胚の細胞は使用しないので倫理的な問題も生じない。用いるのは自分自身の細胞、あるいは免疫学的に寛容な幹細胞なので、拒絶反応の心配も不要である。したがって、臓器移植のときのような、免疫抑制剤の継続投与といった補助療法も必要ないのである。また、細胞を生体から取り出し、そのままで、または増殖させてから戻す操作は、全自動化も可能であり、投与の仕方としては静脈注射または局所投与であり、全身麻酔不要の比較的簡単な手技で行える。

成体幹細胞は大きく2つのタイプに分類される。1つは、造血幹細胞である。その名の通り血液細胞を作り出す能力をもつが、それに加えて、血管の細胞をも作り出すことができる。もう1つは、現在、間葉系幹細胞と総称されるタイプで、もともとは骨や脂肪など、中胚葉(間葉)から発生する細胞を作り出すとされた幹細胞であることがその名称の由来である。ただしその中には、最近の研究によって、中胚葉由来でない神経などの細胞を作り出すものも見つかっており、その全容解明には至っていないといえよう。

ところで、こうした成体幹細胞は生体組織中に微量にしか存在しないことが多いのだが、どのようにして識別し同定するのだろうか。その答えは、幹細胞の表面に発現する糖タンパク質をマーカーとして利用することだ。例えば、造血幹細胞はCD34という糖タンパク質をもつことから、CD34陽性細胞として認識されるといった具合である。重症下肢虚血（CLI）における足の閉塞した血管の治療には、CD34陽性の造血幹細胞が単独で、難治性骨折の治療では足場（スキャフォールド）とともに用いられる。また、脊髄損傷に対する新たな治療法（ステミラック注）では、CD105陽性の間葉系幹細胞が、神経の再生に用いられる。成体幹細胞という分類には収まりきらない多彩な性質をもつ幹細胞も存在する。2010年に東北大学の出澤真理教授により発見されたMuse細胞がそれである。いろいろな組織の細胞を作り出す能力を保持しており、体の組織の修復に特化した働きをもつと考えられている。Muse細胞は、脳梗塞や心筋梗塞に対する治験で明らかな臨床効果が示されており、これにより、これまで難しいと考えられていた脳梗塞による麻痺の防止、心筋の再生に成功している。驚くべきことに、Muse細胞は他家移植にもかかわらず、少なくとも1回目の静注においては免疫抑制剤が不要である。脂肪組織由来の幹細胞を用いる膀胱括約筋の再生医療も既に承認されており、腹圧性尿失禁で悩む患者さんには朗報である。

以上の幹細胞を用いた方法で用いられる医療技術は、患者さん本人、または他家由来の幹細胞を静注するというようなきわめて単純な手順からなる。つまり、幹細胞を体外に取り出し、増殖させ、患者さんに戻すというものであり、これにより、生体に備わっている治癒機構を利用するのである。この治療原理は幹細胞生理という生物学的原理にもとづいている。すなわち、「組織の損傷→シグナル放出→幹細胞によるシグナル受容→動員→ホーミング→コンディショニング→修復」である。幹細胞は体中の組織に存在し、生命の成り立ちを維持している。そして、必要とされる事態が起こると、骨髄から動員され、修復が必要な場に入り込み、場を整え、修復を行うのだ。これが、生命の形態―機能恒常性維持機構の本態である。幹細胞療法は、この仕組みを利用する医療技術なのだ。さらに、幹細胞には属さないが、病変部位に動員されうる細胞(例えば、鼓膜の辺縁部に存在する細胞で、ｂＦＧＦ(basic fibroblast growth factor：塩基性線維芽細胞増殖因子)により誘引される細胞)や、自己複製活性をもつ細胞(例えば、口腔粘膜細胞)も利用可能だ。これらの治療法を成功させる上で鍵になっているのが、組織工学である。

組織工学的治療法とは？

組織の損傷した部分に空間的な隙間ができたり、欠損してしまっているときには、細胞が増殖して場を形成するための足場が必要となる。それを扱う分野を組織工学と呼び、すでに商品化されている技術も多い。再生医療の開発には、必要に応じて組織工学的技術を工夫して併用することが重要である。

組織工学的技術にはさまざまなものが存在する。例えば、鼓膜の再生ではスポンゼル®という商品名のゼラチンスポンジが利用されている。鼓膜の細胞はｂＦＧＦの刺激で増殖できるのだが、その細胞を活性化させるために、ｂＦＧＦ含有のスポンゼル®で鼓膜の穴をふさぐのである。鼓膜は平坦ではなく立体的な形状をしているが、ｂＦＧＦ含有スポンゼル®を丁度綿球のように鼓膜穿孔部につめ、フィブリン糊でコーティングして固定すれば、鼓膜辺縁部から再生にかかわる細胞がスポンゼル®の足場の中に遊走してくる。これが成功の鍵で、驚くべきことに、スポンゼル®の中に、3層からなる自然な鼓膜が形成されるのである。

角膜の再生に関する研究では、口腔粘膜細胞を羊膜の上でシート状に増殖させる。角膜の損傷した部分を切除し、そこに患者さんの口腔粘膜片を培養して作製した細胞シートを貼り付けるという方法をとる。一方、難治性骨折の治療に関する報告では、CD34陽性細胞とともにコラーゲンを、骨折部の周囲に注射する。アテロコラーゲンは線維状タンパク質であり、骨の欠損部を埋めて、骨の細胞が増殖するための足場となるのである。

細胞社会の原理を知って治療をデザインする

さまざまな病気に対する再生療法がこれまで世界中で研究されてきたにもかかわらず、成功に至らなかった。その中で今、日本の研究者たちが次々と成果をあげはじめたのは、どうしてなのだろうか。1つの理由は、生体内で起こっている生物学的プロセスを詳細に理解し、それにもとづいて治療方法をデザインしているからである。

生体では、さまざまな種類の細胞が相互に作用を及ぼしながら、生体の恒常性を維持している。生体に異常が起きたときには、まずその異常が検知され、幹細胞がその部位に動員され、異常を是正する細胞活動が起こる。すなわち、死なせるべき細胞と生かすべき細胞を峻別し、生かすべき細胞には必要な因子を送り込み、炎症を止めたり、血管を呼び込んだりなど、組織修復に導く様々な細胞反応が起こる。こうして再び、酸素・栄養が供給され、最終的に組織の修復が整うと、新しい細胞が再生される。このように、再生医療は自然治癒過程そのものの増幅なのであって、例えばｉＰＳ細胞のような幼若細胞を体外で培養して「神経細胞」に分化させてから移植するような組織移植とは全く別の治療コンセプトに依っているのである。

細胞同士は、まるで社会を構成するように働き、このように精妙な過程を踏んだプロセスが遂行される。その過程では、幹細胞は指令を下すリーダーのような存在といえるのかもしれない。そして、損傷が大きい場合には、生体に備わる幹細胞などの働きのみでは量が不足するため、体外で培養して増殖させ、それを補うのである。病気や障害ごとに何が起きていて、何が足りていないのかを正しく〝あるがまま〟をよくよく見極め、治療法をデザインしていくことが重要なのだ。

例えば、幹細胞を体内に戻すとき、静脈内投与するのか、動脈内投与か、患部に局所投与するのかといった選択肢がある。脊髄損傷や心筋梗塞の治療では、静脈内投与で行うことにより効果が上がった。そのとき用いられた幹細胞は、ふだんから末梢微小血循環のなかで修復・再生にかかわっているものであるからと考えられる。

治療をデザインする際には、多細胞生物の健常性維持にかかわる生物学的原理および細胞プロセスを理解しなければならないが、そのためには、個体の統合性の保持、恒常性の維持、組織構築と足場の考慮が不可欠である。

さらに、自己組織化の能力、細胞の共生系としての作用、リズム、同期性、対称性について理解することも重要である。これらの諸原理を総合的に念頭に置いた上で、動物モデルとヒトの疾患との近似性、すなわち動物モデルがヒト疾患のどのような病型、病理、病態そして病期を反映しているのかを、十分に理解しておくことが必要なのである。

なお、新しい診断法、治療法を医療現場に届けるためには承認申請を前提とした、医薬品、医療機器等の品質、有効性及び安全性の確保等に関する法律(薬機法)にもとづく臨床試験(治験)をして、安全性と有効性の確たる証拠データを取得して、厚労省に承認されなければならない。PMDA(医薬品医療機器総合機構)の助言および指導の下、GMP(good manufacturing practice:製造管理および品質管理の基準)、GLP(good laboratory practice:非臨床試験の実施の基準)、GCP(good clinical practice:臨床試験の実施の基準)などの厳格な基準に沿った厳密なデータが得られるのである(PMDAは米国のFDAに相当する)。なお、日本では、2015年に厚労省が「先駆け審査指定制度」(https://www.mhlw.go.jp/seisakunitsuite/bunya/kenkou_iryou/iyakuhin/topics/tp150514-01.html)を創設し、2021年度からは薬機法に正式に規定されている。この制度の下では、世界に先駆けて日本で開発された高い有効性が期待される製品については、審査の迅速化がはかられるとともに、優先的な審査・評価を受けられることになっている。

これからの医療は変わる

2023年現在、神経、鼓膜、角膜、膀胱括約筋の再生医療が承認、保険適用で実医療化されているが、これに加え、既に脳梗塞、心筋梗塞に対するMuse細胞による治療の治験で臨床効果が示されており、実医療化は約束されている。今後、より複雑な病気に関しても、新しい治療方法についての応用が進むであろう。その筆頭にあげられるのが、潰瘍性大腸炎や肝硬変などの自己免疫によって組織が攻撃を受け続けている疾患、および、アルツハイマー病のようなプリオノイド(プリオン様タンパク質)によって神経系細胞が攻撃を受ける疾患である。これらに対処するためには、既知の細胞メカニズムに加えて、幹細胞治療と組織工学医療技術から得られるさらなる治療原理を考慮していく必要があるが、実用化も間近である。次世代の技術は、治療に必要な量の幹細胞をone stepで調整する方法、(幹細胞を用いることなく)幹細胞が作り出す新たな生理活性物質を用いる方法、体内の幹細胞を動員ないし活性化させる薬物の開発などである。

幹細胞療法と組織工学を基盤にした再生医療は、さまざまな病気や障害に対して、比較的単純な処置により根治的な治療効果をもたらすことが期待できる。このような再生医療は、これまでの治療法の常識をくつがえすものであり、薬物療法や創薬の概念に大きな変革を迫るものである。再生医療が今後の医療で中心的な位置をしめるようになることは間違いないだろう。再生医療の開発はこれから第2ラウンドに入るが、医療の未来がそこにあることは確かである。(2)

新しい医学・医療建設に向けて

再生医療は、共生系としての人体の障害に対する治癒の原理の実用化であった。

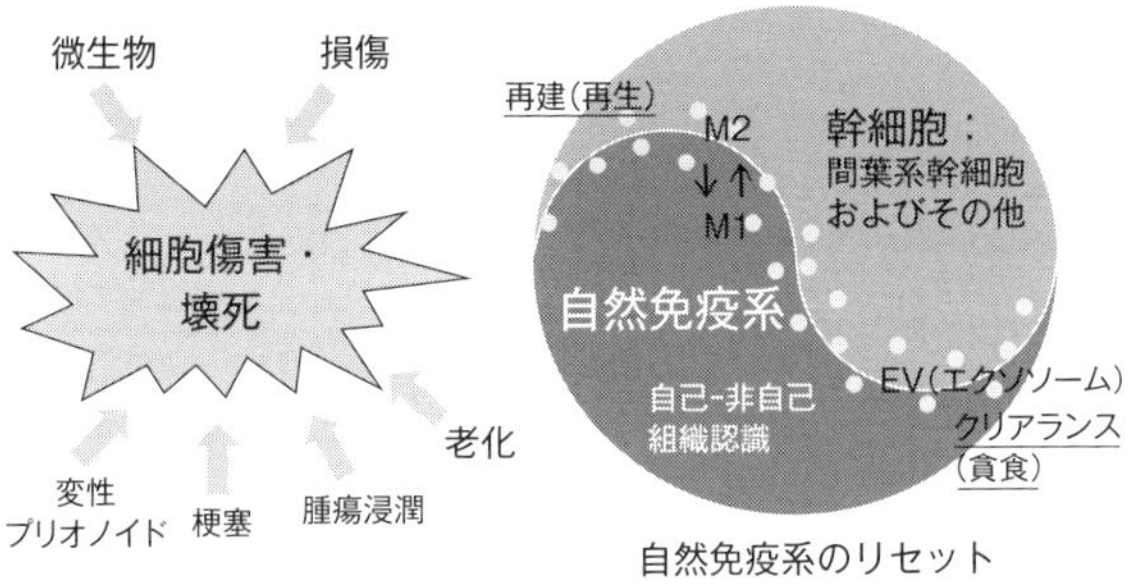

図2　自己保存能を継承するホメオスタシス維持のための多細胞共生系(出典：Nature Outlook: Regenerative Medicine, December 7, 2016 より Figure 2. Mechanisms regulating maintenance of normal functioning of multicellular symbiotic systems を引用，翻訳)

健康について洞察を深めるには、必要な生命の基本原理について理解し、さまざまな知識、着想を結びつけて統合し、概念を拡張・展開していくことで生命現象をより深く理解でき、より最適な応用・開発が可能になるであろう。

生命の根本原理は自己保存性であり、それは、統合性、恒常性、自己組織化、共生・共進化系、同期／リズム性、対称性、等々の概念で把握される〝原理〟で成り立っている(図2)。これらは一体として働く仕組みであって分解して部分部分で理解しようとした場合には群盲撫象を呈することになる。具体的に言えば、分子生物学的な生命像がそれである。生命とは自転車でサイクリングしている状態、心身一体でいのちを営んでいる、自転車を分解して研究してもサイクリングについては何もわかるわけがないのだ。そのアナロジーで観ると色々なもののつながりが理解できるだろう。無数の微生物を宿しつつ進化してきた生命体としての人間と微生物の関係は、疾病においてさえ、その病原体vs宿主として敵対関係でのみ理解されるべきでないことに思い至ることができるはずである。

現在の西洋医学の主流である医薬品の開発概念と方法、「薬で治す」「薬ができれば病気を治すことができる」「病気のメカニズムを明らかにすれば薬の開発につながる」というのは本当に正しいのか？

病気の克服、健康を求めて医薬品開発に狂奔するのは〝科学という名の信仰〟にすぎないのではないか？

台湾は、日本と同じように、国民皆保険であり、国民保険データをビッグデータとして活用する最も進んだ国と言ってよい。もちろん中薬(漢方薬は、日本独自の名称であり、漢の時代の処方に基づくものであって、中医学とオーバーラップする部分はあるものの似て異なるものである)についても保険適用となっており、膨大なデータが集積している。この保険データを解析して、驚くべきことに多くの重要な疾患において、中薬を併用する方が予後が良いことが非常に多くの論文で示されている。無論、これらの論文は、既にデータベースとなっているビッグデータを解析するレトロスペクティブな解析結果であるから、プロスペクティブに検証する必要がある。とは言うものの、がんでも、心不全でも肝炎でも自己免疫疾患でも中薬(漢方薬)を西洋医学的な治療に併用した患者さんの方がおしなべて予後が良いということは、極めて重大な医学的挑戦と言ってよい。台中の中国医科薬科大学前学長であり、30

年にわたってＮＩＨの脳卒中研究グループを率いてきた許重義教授は、西洋医学のアプローチは間違っているのではないか、と会うたびに、私に相槌を求めてきた。彼は、脳卒中のリスク予測のアルゴリズムを完成してネットで公開しているが、残念ながら、志半ばで昨年２０２３年初にコロナで亡くなられた。

中薬併用療法が生存期間延長に効果があることは、白血病においても示されており、私も衝撃を受けたのであったが、その理由をよく考えてみれば腸内細菌叢に関係することはすぐに気づくことである。そして逆に、腸内細菌叢が白血病の予後に深く関わっていることが期を同じくして実証された。免疫チェックポイント阻害薬に特定の腸内細菌製剤を併用することで、抗腫瘍効果が増強されることも報告されて、もはや動かしがたい事実と認識されている。新たな創薬ターゲットは腸内細菌叢の調整、制御であることは間違いないだろう。

レトロスペクティブ研究で示された中薬の併用効果は臨床試験で実証されて、初めて現代臨床科学のお墨付きを得ることになるが、潰瘍性大腸炎に対する青黛がその典型的な例である。小柴胡湯も術後に投与することで、術後経過が良いことが臨床試験で実証されている。つい最近、中薬の糖尿病に対する効果も比較臨床試験で実証された。中薬の処方は、古来からの処方そのままを用いる。有効成分を探す研究は徒労であった、とまでは言わないが、今になって、腸内細菌叢の働きが関わっていることが判明するや、従来の薬理学的な分析的、作用点で薬効を理解・説明するアプローチは破綻したと見るべきであろう。分子生物学的な創薬コンセプトはすでに時代遅れである。では中薬の処方はどのように行えばよいのか？　改めて温故知新という言葉を噛み締めざるを得ない。

黄帝内経、傷寒論等々を改めて勉強するしかないのである。ここに健康に関する中国の古代からの深い知恵がいっぱいに詰まっている。

ここでわかりやすく、自分自身の経験について語って、新しい医学のイメージをもつ助けとしてみたい。

私はいつ頃からか、小麦のアレルギーで悩まされるようになった。２００7年頃から朝起きると蕁麻疹が出たり、何の理由もなく、痒みが体のそこら中に出てきたりするようになって、なかなか治らなかった。ダニかと思って家中きれいに掃除をしてみたり、空気清浄機をつけっぱなしにしたり、界面活性剤の入っている石鹸を一切やめてみたり。結局何も変わらず、数年前に私の同級生である三重県松阪の田舎で開業している上瀬英彦先生に話すと、自作の問診票を渡してくれて、私の健康問題の原因が小麦のアレルギーであることをズバリ突き止めてくれた。今の小麦は全て、遺伝子組み換えは認められていないが、特殊な育種技術を用いて昔のものとは全く違っていることは間違いない。私は上瀬先生の指示を守って、好きなパンもパスタもうどんもケーキも全て食べなくなって、蕁麻疹は3か月で見事消失した。

しかし、その後どういうわけが手に湿疹が出るようになり、それが2年前から拡大し始めた。２０２2年の3月位からますますひどくなり、抗ヒスタミン薬やステロイドを使うことは、教科書的な処方であるが、使っても全く消失しない。

湿疹の形状や、その性質から貨幣状湿疹、自己感作性皮膚炎と診断できた。２０２２年、前記のような中医学の臨床科学的な事実から、獣医師の私の次女が教えを乞うている卓越した中医師である雲瑶先生の中医薬膳の講座を研究所に開設していただいて1年間学んだ。２０２２年の7月に相談したところ、中医学的に診断し処方してくれたのが当帰飲子であった。それを2週間飲むと明らかに軽快してきて3か月後にはほとんど良くなってしまった。

このように中薬(漢方薬)の処方によって、それまでの西洋医学的な薬では良くならなかった病状が良くなるケースは巷に溢れている。しかしながら、系統的に臨床科学的なデータとして、評価に堪えるものはほとんどなかったのが実情である。それは臨床試験のデザインに重大な欠陥があったからに他ならない。中医学では、まず、生まれた生年月日から二十四節気のどの時期に相当するか考慮した上で、顔貌、性格等々洞察して体質診断をしなければならないし、さらに季節、天体の運行も考慮した上で、陰陽、虚実を診断して、処方することになる。この診断学の体系は分析的ではなく、統合的であり、かつ、処方も、全体的に心身機能を調整するものである。治療手段も、内服薬から鍼からあんま、等々必要に応じて施される。中医学の体系を理解しない限りは、適切な臨床試験はデザインできない。

付け加えるに、犬や猫に対して、私の次女が獣医として中医学による治療を施して、他院で西洋医学的な治療ではお手上げの病状をよく改善しているのを目の当たりに見て、中医学によるアプローチに間違いなく効果があると確信できる。

まだ今の医学では理解できない体のメカニズムがあり、それは全体論的なアプローチしか通用しない可能性がある。新たに我々が用意できる科学体系は、複雑系の科学であろう。生体、生命体を複雑系として理解するステップに今ある、とみてよい。

注

（1） 福島雅典「新型コロナウイルス関連肺炎に罹らないために～一人一人が気を付けるべきこと、新しい社会の建設に向けて～」福島・前掲「はじめに」注(1)9～14頁。

（2） 次の文献を参照されたい。

1. Pharmaceuticals and Medical Devices Agency website http://www.pmda.go.jp/regenerative_medicines/2019/R20190125001/530100000_23000FZX00001_A100_1.pdf[日本語]

2. Nature Outlook: Regenerative Medicine, Nature 540, S49(7 December 2016), https://www.nature.com/articles/540S49a

3. Nature Outline: Corneal Repair, Nature 544, 7650_supp_out(20 April 2017), https://www.nature.com/collections/pdryjrsvnz/videos

4. Nature Outline: Eardrum Regeneration: Membrane Repair, Nature 546, 7659_supp(22 June 2017), https://www.nature.com/collections/rzfrydkflp/videos

5. Nature Outline: Critical Limb Ischaemia, Nature 548, 7668_supp(24 August 2017), https://www.nature.com/collections/vmxkcnxvwg/videos

6. Nature Outline: Non-union bone fracture: a quicker fix, Nature 550, S193(26 October 2017), https://www.nature.com/collections/qmpthxknbn/videos

7. Nature Outline: Spinal-cord Injury: Spurring Regrowth, Nature 552, 7684_supp(14 December 2017), https://www.nature.com/collections/ctdkppqnx/videos
8. Fukushima, M., Austin, C., Sato, N., Maruyama, T., Navarro, E. et al. The global academic research organization network: Data sharing to cure diseases and enable learning health systems. Learning Health Systems e10073(2018), https://doi.org/10.1002/lrh2.10073
9. From Lab to Clinic, TRI Advances website https://advances.tri-kobe.org/en/feature/11/from-lab-to-clinic
10. Kuroda, Y., Kitada, M., Wakao, S., Nishikawa, K., Tanimura, Y. et al. Unique multi-potent cells in adult human mesenchymal cell populations. Proceedings of the National Academy of Sciences USA 107, 8639-8643(2010).
11. ＴＲＩが関連する研究者たちの研究を特集したNature supplements, TRI Advances. https://advances.tri-kobe.org/en/collaborations, Nature Outlook articles. https://www.nature.com/articles/540S49a も参照
12. 先駆け審査指定制度、厚労省ウェブサイト https://www.mhlw.go.jp/seisakunitsuite/bunya/kenkou_iryou/iyakuhin/topics/tp150514-01.html

資料編

資料1　薬害イレッサ裁判において、大阪地裁に原告側から証拠として提出された、筆者による厚生労働大臣宛意見書

甲E第23号証
平成17年6月13日(月)
厚生労働大臣
尾辻秀久殿
前京都大学大学院医学研究科社会健康医学系専攻薬剤疫学分野教授京都大学医学部附属病院探索医療センター検証部教授(財)先端医療振興財団臨床研究情報センター臨床研究運営部長福島雅典

拝啓
　去る5月28日に、大阪NHKホールにおいて開催されました「第1回がん患者大集合」でのコメントありがとうございました。

基調講演をした福島です。本意見書は、２００５年3月10日の「第2回ゲフィチニブ検討会」に対する意見書として提出しましたものを改訂致しました。下線を引いた箇所が改訂箇所となります。このようなことを何度もさせないよう、迅速かつ適切な対応をお願い致します。

敬具

添付資料

1 Masanori Fukushima. Clinicaltrials in Japan Nature Medicine 1995; 1: 12–13.
2 Masanori Fukushima, The overdose of drugs in Japan Nature 1989; 342: 850–851.
3 翻訳日本語版：福島雅典。日本における医薬品の過剰使用。医学のあゆみ 1990; 154: 715–718.

他の添付資料は、２００５年3月7日にお送りしましたので割愛致します。

1 福島雅典。市販後薬剤の有害事象防止のための原則。２０００年10月2日。
2 京都大学薬剤疫学開講5周年シンポジウム抄録集。
3 京都大学薬剤疫学開講5周年シンポジウム福島雅典講義スライド。
4 貞池哲志、前田直子、多田春江、浜田知久馬、福島雅典。薬剤疫学の任務とその目指すもの。臨床評価別冊 2001; 29.
5 中川正嗣。ゲフィチニブ（イレッサ®）による有害事象の発現および効果に関するレトロスペクティブ調査(JMTOLC03–02)抄録。ポスター発表資料。第45回日本肺癌学会総会。２００４年10月。

6 ２００３年９月28日開催シンポジウム「みんなで考えよう　くすりのリスクとベネフィット」より。福島雅典講義内容採録。

7 小田英世。エンドポイントの臨床的・統計的論点。薬剤疫学 2004; 9: S. 28–S. 29.

8 イレッサと間質性肺炎。日経バイオビジネス読者限定メール。２００２年10月29日。

9 抗ガン剤で死者１２４人厚生労働省の失策再び。週刊東洋経済２００３年１月18日：pp. 14–15.

10 Harue Tada, Naomi Yokoyama, Masatsugu Nakagawa, Shigeyuki Matsui, Satoshi Teramukai, Masanori Fukushima. Gefitinib-Induced Interstitial Pneumonia in Japan. -Problems in the Approval Process, Pharmacovigilance and Regulatory Decision-Making Pharmacoepidemiology and Drug Safety. 2004, 13: S120.(abstract#564).

11 福島雅典。ＪＣＰＣ顧問として責任をもって進行・再発肺癌の治療について以下の通り助言します。２００３年２月10日。

以上

CC：

ゲフィチニブ検討会委員

池田康夫殿

北澤京子殿

栗山喬之殿
下方　薫殿
竹内正弘殿
土屋了介殿
貫和敏博殿
堀内龍也殿
堀江孝至殿
松本和則殿
吉田茂昭殿

民主党衆議院議員
小宮山洋子先生
厚生労働省医薬食品局安全対策課長
平山佳伸殿

意見書　イレッサの使用における今後のあるべき方向

世界に先駆けて本邦で承認されたイレッサの承認過程と承認後の安全性監視や厚生労働省の意思決

定における問題点を明らかにし、[1] 今後のイレッサ使用のあるべき方向について意見をまとめました。

【ゲフィチニブ(イレッサ®)に関する世界の動向】

2004年12月、FDAは、市販後臨床試験(日本を除く世界28か国で2003年7月から2004年8月までの間に治療抵抗性の非小細胞肺癌患者約1700名を対象に実施された、単独投与での生存期間をプラセボとの比較で検討するISEL試験)において延命効果が否定されたという結果が示されたとし、[2] イレッサの市場からの回収も視野に入れた対策を検討する旨の声明を出した。[3] アストラゼネカ社はこれを受け、米国において積極的に販売促進を行わない方針を決め、欧米においては、2005年1月4日に承認申請を取り下げた。[2] 一方、日本ではゲフィチニブ検討会が開かれ、肺癌学会の使用に関するガイドライン」を医薬関係者及び患者に周知徹底することとなった。[4] そのガイドラインでは、腺癌、女性、非喫煙者、日本人、EGFRの遺伝子変異を示す症例に投与することを推奨している。[5]

【承認の過程、医薬品安全性監視と規制の意思決定における問題点】

1. 非臨床・臨床試験データの扱いに関する問題

以下に記す承認前に報告された情報が適切に添付文書に反映されなかったため、承認後約1年半の間に添付文書の改訂を7回も行った。[6]

2．動物実験データの公開に関する問題

東京女子医科大学の永井厚志教授らによる、ブレオマイシン肺線維症モデルマウスを用いた実験で、イレッサを投与しないマウスに比べて、投与したマウスでは肺線維症が増悪した[7]。２００１年10月までにアストラゼネカ社はこの結果の報告を受け、２００２年５月には詳しいデータも入手していた[8]。さらに、アストラゼネカ社は臨床試験での間質性肺炎死亡を知りながら、この動物実験での肺毒性データを添付文書に反映しなかった[6]。

3．承認前の有害事象および副作用情報に関する問題

1　承認前に実施された臨床試験では、合計６７７名にイレッサが投与され、17名（２・５％）が肺に関する重篤な有害事象で死亡した[9]。また、90例（重複症例あり）の肺に関する重篤な有害事象が発現したが、そのうち７例だけがイレッサによる副作用として報告された[9]。有害事象と副作用を区別することで急性肺障害・間質性肺炎という副作用のシグナルを過小評価したと考えられる。

2　日本における市販前臨床試験で、イレッサを投与された１３３例のうち７例（５・３％）の間質性肺炎または肺炎（間質性肺炎３例、肺炎４例）が報告された[9][10]。このうち、肺炎により１例（０・75％）が死亡していた[9]。審査センターは、間質性肺炎の発症にイレッサが関与している可能性は否定できないと判断した[10]。また、間質性肺炎の頻度は２・３％（３／１３３）と明らかであったにもかかわらず、間質性肺

炎は、添付文書の重大な副作用の4番目に頻度不明として記載された。[6]

3　別の資料、「承認までに海外から報告された副作用症例一覧」では、報告された196例のうち40例の肺障害(日本人2例を含む)とそれによる22例の死亡が報告されたが、厚生労働省はその大半を「症例の集積を待って検討」とした。[11]

このように、多くの急性肺障害に関する情報があったにもかかわらず急性肺障害は添付文書に警告という形で記載されなかった。

4．臨床試験結果の外挿と適応拡大に関する問題

日本での適応は、手術不能、または再発非小細胞肺癌である。[6] 一方、米国ではプラチナ製剤ベースの治療とドセタキセルによる治療の両方の化学療法に反応しなくなった局所進行または転移性非小細胞肺癌の患者である。[12] イレッサの承認の根拠となった第II相試験、IDEAL1　IDEAL2の適格規準は、IDEAL1では、過去に1回また2回化学療法のレジメンを受けた進行非小細胞肺癌の患者(少なくとも1回のプラチナ製剤での治療を含む)[13]、IDEAL2では、過去に2回以上、プラチナ製剤とドセタキセルの化学療法のレジメンを受けた再発非小細胞肺癌の患者である。[14] 米国では市販前の臨床試験の適格規準に準じて、適応が決定されているが、日本では市販前臨床試験の外部妥当性の厳密な評価がされないまま、適応が拡大された。適応が拡大されたことにより、臨床試験において安全性が検証されていない多くの集団に対して、イレッサは広範に使用され、市販後使用症例は瞬く間に

増加し、副作用の被害が拡大したと考えられる。

5．市販後の急性肺障害発現頻度の把握に関する問題

市販後、多くの重篤な急性肺障害・間質性肺炎の症例が報告されたにもかかわらず、市販後調査においても、アストラゼネカ社は急性肺障害の正確な頻度を把握していなかった。２００５年１月20日に、アストラゼネカ社は、２００４年12月の時点で推定累積患者数を８万６８００人と推定したが[15]、２００５年３月24日に、これを約半数の４万２０００人に修正した[16]。また、２００２年10月15日の緊急安全性情報で、２００２年10月11日までに26例の急性肺障害とそれによる13例の死亡があったと報告された[17]。しかし、後に２００２年10月12日までに、59例の急性肺障害とそれによる28例の死亡が明らかになった[2]。アストラゼネカ社は、イレッサ投与者数と急性肺障害発現数の両方を正しく把握しておらず、これでは正確な急性肺障害の発現頻度を同定することは全く不可能であった。

6．全例調査の実施に関する問題

日本には市販後全例調査という世界に誇る方法があり、１９９４年に塩酸イリノテカンで初めて適用された[18]。その後も、多くの薬で実施されている。例えば、１９９９年にイレッサと同様に迅速審査で承認された経口抗癌剤のＴＳ-１の市販後調査でも実施された。その結果、副作用のリスク因子が解明され、また承認前の臨床試験で発現した有害事象の頻度の再現性が確認されるなど[19]、全例調査が

非常に有効なツールであることは明らかであった。

承認前の臨床試験における、安全性に関する日本人データはイレッサでは、133例であるのに対して、塩酸イリノテカンでは415例、TS-1では578例であった。イレッサの承認前の安全性に関する日本人データが、非常に少なかったことは明白である。また、イレッサは経口抗癌剤で毎日服用するため、間質性肺炎が起こったときにイレッサの血中濃度はピークとなっており、非常に危険である。他の静脈注射で投与される抗癌剤によって起こる間質性肺炎は、発現した時に血中に薬剤がほとんどないため危険性は低い。日本人のデータが少なかったことや、毎日服用する経口抗癌剤であるという特性から、承認条件に全例調査を付けるべきであった。承認条件に付けないのであれば、問題発生時に迅速に全例調査を実施すべきであった。しかしながら、承認から約1年後に特別調査という形で全例調査が開始され、この調査により急性肺障害の発現・死亡頻度と急性肺障害のリスク因子が解明されたのは、承認から約2年後のことである。[9] [18] [20] [21]

7. 市販後の副作用報告への対応に関する問題

初めての副作用被害報告が報道された時点で、専門家による指摘を真摯に受け止めず適切な措置を迅速に講じなかった。[22] 2002年10月15日に緊急安全性情報により問題が明らかになった後、12月25日にゲフィチニブ安全性問題検討会が開催され、イレッサ投与開始時には4週間の入院が必要と決定するまで、厚生労働省とアストラゼネカ社は何ら対策をとらなかった。[23]

8．データの解釈とリスク因子同定に関する問題

問題発生後、アストラゼネカ社は専門家会議を開いたが、その会議ではイレッサを服用し急性肺障害を発現した症例のみを検討した。[24] イレッサを服用して急性肺障害を発現しなかった症例も検討しなければリスク因子は同定することはできず、専門家会議には科学的に調査を行う能力がなかったと言わざるを得ない。

9．同一担当者による承認審査と市販後の安全性監視に関する問題

イレッサの承認審査を担当した、医薬品医療機器審査センター審査第一部長の平山佳伸氏は現在、厚生労働省の医薬品食品局の安全対策課長であり、[25] イレッサの安全対策を行う部署の責任者である。承認審査の責任者が、自ら承認した薬剤の市販後の安全性監視の責任者であることは、1989年に福島がネーチャーで指摘した、[26][27] 薬の製造承認担当の委員が治験に関わっていたインサイダー構造と同様の構造である。さらに、1993年にソリブジンによる薬害時にも、同様の構造が指摘された。[28] このような厚生労働省の非常に不見識で極端に客観性の乏しい体質が、[29] 脈々と受け継がれていることには慄然とさせられる。

【今後あるべき方向】

日本ではゲフィチニブ検討会が開かれ、腺癌、女性、非喫煙者、日本人、ＥＧＦＲの遺伝子変異を示す症例に投与することを推奨することになったが、[4][5] これには全く強制力がなく、これまでと何ら変わりなくイレッサは使用され続けることになった。そこで、新たな情報も考慮して今後あるべき方向について提言する。

1　２００４年4月、ＥＧＦＲ遺伝子における特定の変異がイレッサの反応と関連することが、論文で発表され、[30][31] この変異が日本人の女性、腺癌、非喫煙者で頻度が高く、反応割合も高いことがその後の研究で明らかになった。[32][33][34] イレッサは分子標的薬として承認されたが、標的となる分子が同定されたのは、２００４年に発表された論文[30][31]によってである。例えば、分子標的薬のハーセプチンにおいては、HER2(＋)となる患者は全体の10％であり、[35] そのうち20―30％しか反応しない。[36] ＥＧＦＲの変異を示す症例に適応を絞るのが理想ではあるが、変異と反応との関係は完全には解明されておらず、また遺伝子変異を簡便な検査で同定できる検査キットも開発されていない。ＥＧＦＲ遺伝子の変異の簡易診断キットの開発は急務であり、研究者を集結し予算を確保し迅速に開発促進に努めなければならない。

2　ＩＳＥＬ試験のサブセット解析の結果、東洋人でイレッサ群がプラセボ群に比べ、生存期間が延長したというところについて、そのまま有効性の根拠とみなしてはならない。サブセット解析の結果は仮説でしかなく、その仮説を検証するために、新たな臨床試験を実施しなければならない。

現在までに明らかになっている急性肺障害・間質性肺炎のリスク因子は、男性、PS(2–4)、腺癌以外、喫煙者、[21][37]であるが、最近、京都大学の中川らの研究によって、アルブミン低値とイレッサ投与時の放射線同時照射が急性肺障害・間質性肺炎のリスク因子であることが明らかになった。[38][39]また、EGFR遺伝子の変異の頻度が高くイレッサが良く反応するのは、女性、腺癌、非喫煙者を満たす対象である。[32][33][34]したがって、急性肺障害・間質性肺炎のリスクが少なく、かつ反応割合が高い集団、つまり、日本人女性、PS(0、1)、腺癌、非喫煙者、アルブミン正常値、放射線同時照射なしの条件を満たす集団で、生存期間をプライマリーエンドポイントにランダム化比較試験を早急に着手するべきである。

3　イレッサに反応する患者には症状の緩和がみられ、患者のQOL向上につながるのは事実である。[9]しかし、完全反応(CR)は延命につながるが、部分反応(PR)ではほとんど延命につながらないことは常識であり、有効性の真のエンドポイントである生存期間の延長については、現在、全く根拠がないことを忘れてはならない。一方、急性肺障害・間質性肺炎の副作用は5・8%の頻度で発現し、その約半分2・5%の患者が亡くなるのも事実である。[21]急性肺障害・間質性肺炎のリスク因子はある程度分かっているのであるから、イレッサの使用を認める場合は、前記に提案する臨床試験の適格規準を満たす対象で、かつ使用を希望する患者に対象を絞るべきである。

4　新たなリスク因子と予後予測因子を同定するために、周到なプロトコルを作成したうえで、イレッサを投与する患者をプロスペクティブに全症例を登録し調査しなければならない。

5　米国においては、イレッサと同じくＥＧＦＲのチロシンキナーゼを阻害する分子標的薬、すなわち同種同効薬であるエルロチニブは延命効果が確認されたことから、局所進行または転移性進行非小細胞肺癌のセカンドラインまたはサードラインの標準治療として確立している。(40) また、エルロチニブではＥＧＦＲ遺伝子の変異とその増幅を検査することによって反応する患者を判定する研究が進んでいる。(41) しかしながら、日本ではエルロチニブは未承認であり、日本の患者は世界の標準治療薬を使用できずに、世界では過去の薬となったイレッサを使用し続けなければならない。世界の標準治療薬であるエルロチニブの早期承認が必要であるが、イレッサとエルロチニブの作用機序は、共にＥＧＦＲのチロシンキナーゼを阻害する薬剤であることから、エルロチニブが急性肺障害を引き起こす可能性は十分に考えられる。したがって、エルロチニブの早期承認の条件として市販後の全例調査を義務づけ、厳重に安全性監視をすべきである。

以上のように、イレッサによる薬害においては、これまで日本において薬害を引き起こしたあらゆる要因が全て具現されていることは明白である。

イレッサは世界に先駆けて日本で承認され、かつ世界のどの国よりも最後まで使用され続けるという異常な事態である。今やイレッサは日本独特のローカルドラッグの体を成している。

このようなことが二度と起こらないように、情報を全て公開し議論を行うだけでなく、厚生労働省は真摯に反省し、科学的基盤の整備や組織と機能の抜本的な改革をすべきである。

（1） Harue Tada, Naomi Yokoyama, Masatsugu Nakagawa, Shigeyuki Matsui, Satoshi Teramukai, Masanori Fukushima. Gefitinib-Induced Interstitial Pneumonia in Japan. -Problems in the Approval Process, Pharmacovigilance and Regulatory Decision-Making Pharmacoepidemiology and Drug Safety 2004; 13: S120. (abstract#564).

（2） アストラゼネカ株式会社ＨＰ　http://www.astrazeneca.co.jp/index.html

（3） FDA. FDA Statement on Iressa. December 17, 2004. http://www.fda.gov/bbs/topics/news/2004/new01145.html

（4） 厚生労働省・ゲフィチニブ検討会における検討の結果について。２００５年３月24日。http://www.mhlw.go.jp/shingi/2005/03/s0324.html

（5） 肺癌学会。ゲフィチニブの使用に関するガイドライン。２００５年２月19日。

（6） アストラゼネカ株式会社。イレッサ錠２５０添付文書。

（7） Suzuki H, Aoshiba K, Yokohori N, Nagai A. Epidermal Growth Factor Receptor Tyrosine Kinase Inhibition Augment samurine Model of Pulmonary Fibrosis. Cancer Res 2003; 63: 5054–5059.

（8） 毎日新聞記事。２００３年２月７日。

（9） アストラゼネカ株式会社。イレッサ錠２５０に関する資料。

（10） 国立医薬品食品衛生研究所医薬品医療機器審査センター。審査報告書。２００２年５月９日。

（11） 厚生労働省。海外から報告された副作用症例報告一覧(～2002. 07. 05)。２００２年12月25日。
（12） FDA Drug Approval Summary: Gefitinib(ZD1839)(Iressa®)Tablets. Oncologist 2003; 8: 303–306.
（13） Fukuoka M, Yano S, Giaccone Getal. Multi-Institutional Randomized Phase II Trial of Gefitinib for Previously Treated Patients With Advanced Non-Small-Cell Lung Cancer(The IDEAL 1 Trial). J Clin Oncol 2003; 21: 2237–2246.
（14） Natale RB, Skarin A, Maddox AM, et al. Improvement in symptoms and quality of life for advanced non-small-cell lung cancer patients receiving ZD 1839 in IDEAL 2. proc ASCO 2002; 21: 1167.
（15） 厚生労働省。厚生労働省、医薬品医療機器総合機構に報告されているゲフィチニブ使用との関連が疑われている急性肺障害。間質性肺炎等の副作用発現報告(報告日による集計)(平成16年12月28日現在)。２００５年１月20日。
（16） アストラゼネカ株式会社。イレッサ錠における推定投与患者数第４回ゲフィチニブ検討会配布資料。２００５年３月24日。
（17） アストラゼネカ株式会社。緊急安全性情報。２００２年10月15日。
（18） 厚生省薬務局審査課編・新医薬品承認審査概要(ＳＢＡ)No.1塩酸イリノテカン。日本公定書協会、１９９４年、47頁。
（19） Kunio Itoh. —A Case of TS-1(Anti cancer Drug). Approches for Pharmacovigilance and Pharmacoepidemiology. 4th ANNUAL WORK SHOP IN JAPAN FOR GLOBAL PHARMACOVIGILANCE PLANNING Nov. 19–20, 2004.
（20） 大鵬医薬品工業株式会社。医薬品インタビューフォームティーエスワンカプセル20–25、２００４年12月(改訂第10版)、１１２頁。
（21） アストラゼネカ株式会社。イレッサ錠２５０プロスペクティブ調査(特別調査)に関する結果と考察。

２００４年８月。
（22） 抗ガン剤で死者１２４人厚生労働省の失策再び。週刊東洋経済２００３年１月18日、14〜15頁。
（23） 厚生労働省。ゲフィチニブの申請から現在までの経緯　ゲフィチニブ検討会配布資料。２００５年１月20日。
（24） ゲフィチニブ（イレッサ錠®）の急性肺障害・間質性肺炎（ＩＬＤ）に関する専門家会議最終報告。アストラゼネカ株式会社。２００３年３月26日。
（25） 厚生労働省幹部名簿。http://www.mhlw.go.jp/general/sosiki/kanbu/050501.html
（26） Masanori Fukushima. The over dose of drugs in Japan. Nature 1989; 342: 850–851.
（27） 福島雅典。日本における医薬品の過剰使用。医学のあゆみ 1990; 154: 715–718.
（28） 毎日新聞記事。１９９４年７月22日。
（29） Masanori Fukushima. Clinical trials in Japan. Nature Medicine 1995; 1: 12–13.
（30） Thomas J. Lynch, M. D., et al. Activating Mutation in the Epidermal Growth Factor Receptor Underlying Responsiveness of Non-Small-Cell Lung Cancer to Gefitinib. N Engl J Med 2004; 350: 2129–39.
（31） Paez JQ, Janne PA, Lee JC, et al. EGFR mutations in lung cancer: correlation with clinical response to gefitinib therapy. Science 2004; 304: 1497–1500.
（32） Shigematsu H, Lin L, Takahashi T, et al. Clinical and biological features associated with epidermal growth factor receptor genemutations in lung cancers. J Natl Cancer Inst 2005; 97: 339–346.
（33） Takano T, Ohe Y, Kusumoto M, et al. Risk factors for interstitial lung disease and predictive factors for tumor response in patients with advanced non small cell lung cancer treated with gefitinib. Lung Cancer 2004; 45: 93–104.
（34） Kaneda H, Tamura K, Kurata T, Uejima H, Nakagawa K, Fukuoka M. Retrospective analysis of the pre-

dictive factors associated with the response and survival benefit of gefitinib in patients with advance non-small-cell lung cancer. Lung Cancer 2004; 46: 247–254.

(35) David S. Salomon, Ralf Brandt, Fortunato Ciardiello, Nicola Normanno. Epidermal growth factor-relatedpeptides and the irrece ptorsin human malignancies. Critical Rev Oncol Hematol 1995; 19: 183–232.

(36) 中外製薬株式会社。医薬品インタビューフォーム。ハーセプチン®注射用60ハーセプチン®注射用１５０。２００４年８月(改訂第６版)。

(37) 西日本胸部腫瘍臨床研究機構。ゲフィチニブによる急性肺障害、間質性肺炎の調査研究中間報告。平成15年7月18日。

(38) 中川正嗣、田中文啓、三尾直士他。ゲフィチニブ(イレッサ®)による有害事象の発現および効果に関するレトロスペクティブ調査(JMTOLC03–02)。肺癌 2004; 44: 633.

(39) M. Nakagawa, S. Teramukai, H. Tada, K. Furuse, F. Tanaka, T. Mio, M. Mishima, H. Wada, M. Fukushima. Hypoalbuminemia as a risk factor of interstitinal lung disease(ILD)during gefitinib treatment in patients with non-small cell lung cancer(NSCLC): A JMTO study, proc ASCO 2005; 23: 667s.(abstract#7190).

(40) National Cancer Institute. Non-Small Cell Lung Cancer(PDQ®): Treatment. http://www.cancer.gov/cancer topics/pdq/treatment/non-smal-cell-lung/Health Professional/page 12

(41) M. S. Tsao, A. Sakurada, I. Lorimer, et al. Molecular analysis of the epidermal growth factor receptor (EGER)gene and prote in expression in patients treated with erlotinib in National Cancer Institute of Canada Clinical Trials Group(NCICCTG)trial BR. 21 proc ASCO 2005; 23: 622s.(abstract#7007).

資料2　MCIフォーラム講演録〔2023年10月6日〕

ＭＣＩフォーラム第2回国際シンポジウム、２０２３年10月６日、京都大学医学部芝蘭会館稲盛ホール、主催京都大学医学部神経内科学講座、共催ＬＨＳ研究所(https://www.lhsi.jp/docs/20231006)

指定発言：軽度認知障害(ＭＣＩ)及び早期アルツハイマー病に対する日常診療におけるレカネマブ使用についての懸念

Weiner先生の卓越した講演、岩坪先生の大変勇気づけられる講演の後に、米国及び日本で承認された人類はじめての、認知機能低下の進行を抑制するであろう抗体薬についてコメントするのは甚だ僭越と心得ています。

２０００年に京都大学に日本ではじめての薬害防止の講座として薬剤疫学講座を開き、トランスレーショナルリサーチ、臨床試験の基盤を整備し、それを日本全国に広めてきた者としての立場からアミロイドβタンパク質に対する抗体医薬治療についてコメントするのは私の責務であると信じます。まず最初に科学者の心構えについて重要な箴言を述べます。Scientists explore the world as it is, not as they would like it to be.

科学者は自然あるがままを探求する、彼らは、自然がそうあって欲しいように探求するのではない。科学者は、自然界の現象を捉え何らかの方法で探求するわけですが、あるがままを観察、観測して、そしてあるがままを正しく記述することは極めて難しいことです。このプロセスには、たくさんの陥穽が潜んでおります。

少なくとも、心構えとして、事実の偏った見方、理解、解釈は避けなければなりません。

本日この機会に、アミロイドβタンパク質に対する抗体医薬治療の、as it is, すなわち「あるがまま」、についてドキュメントに基づいてお話ししたいと思います。

ご覧いただいておりますのはレカネマブ第Ⅲ相試験の結果を報告した、New England Journal of Medicine(NEJM)に掲載されている論文です。岩坪先生も共著者です。

この論文のアブストラクトのconclusions(結論)をまず理解しましょう。極めて注意深く記述された、臨床科学的に大変含蓄のある文章です。一つ一つ用語の定義を念頭に読んでみましょう。

結論：レカネマブは、アミロイドのマーカーをアルツハイマー病の早期において減少させ、また結果として18か月の時点でプラセボよりも認知機能の低下を中等度抑えた。しかし有害事象を伴っていた。早期アルツハイマー病におけるその効力と安全性を決定するためにより長期の臨床試験が必要である(エーザイとバイオジェンの資金によるClarityAD臨床試験。政府登録番号NCT03887455)。

ここに書いてあることを、would like it to be(そうあって欲しい)よろしく拡大解釈せずに、as it is(あるがまま)、皆さんがそのまま素直に学術上の定義の範囲で理解すれば問題はありません。

自然界の現象のas it is(あるがまま)を観察、観測して、それを正しく記述することは極めて難しいことです。薬が効くかどうか as it is を観るためにランダム化比較試験が行われるのです。

論文を正しく、学術上の定義の範囲で正しく理解するポイントは、

「臨床試験において得られた結果は実際の臨床実践においてそのまま再現できるとは限らない」ということです。

別の言葉で言えば、統計的有意差は、臨床的意義と同じではない。まして、患者さんの便益を意味しない。


レカネマブの効果については散々聞かされております。では、副作用はどうか？

As it is(あるがまま)を見てみましょう。

先程のＮＥＪＭ論文に adverse events(有害事象)を整理してまとめてある表、Table 3 をみれば、レカネマブとプラセボそれぞれの有害事象の頻度を上から順に有害事象別に比較できます。

2行目に全体の有害事象の集計が載っております。

レカネマブ群では、22・7％に有害事象が認められた。ではその下の重篤な有害事象についてみると、レカネマブでは、14％、プラセボでは11・3％であり、レカネマブ投与によって引き起こされる重篤な有害事象は３％程度ということになります。

その他、順に逐一的に見ていくと、実際にこの薬を使う上で、医師が絶対に知っておかなければならないこと、気をつけなければならないことが次々とわかってきます。以下詳しくお話ししますので、

ここでは逐一的にはこれ以上は触れません。

以下、お話しすることはすべて、この表から導かれることであり、かつ米国食品医薬品局（FDA）が、prescribing information（処方情報）として公開しているドキュメントに記載されている事項であると申し上げておきます。あえて教育的な配慮から申し上げておけば、このFDA処方情報こそ、臨床試験論文を正しく読むための1つの良い手引きでもあります。

FDA処方情報をネットからとってその目次部分をスライドにしたものです。

以下、特に重要な項目について先生方、皆様と情報を共有したいと思います。

2.3 Monitoring and Dosing Interruption for Amyloid Related Imaging Abnormalities（モニタリングとアミロイド関連画像異常による投与中止）

どのような薬についてもその投与中は副作用をモニタリングしなければならないし、投与を中止しなければならないことがあり得ることは当然ですが、先生方は、このタイトルをお読みになって、先程のNEJM論文の有害事象をまとめた表の中にあったARIAについての実地臨床での対応にかかる記述であることを瞬時に理解されると思います。

そうです、ARIAの早期発見のためにレカネマブ投薬にあたってはその投与前と、5回目、7回目、14回目の投与前にMRI検査をしなければなりません。そして、レカネマブの投与を中止する基準として、脳浮腫に対してはFDA処方情報のTable 1、出血に対してはTable 2に、それぞれについて軽度、中等度、重篤と3段階、MRI所見に対して臨床症状／兆候に対応させて6つの場合分けがなされております。さらにTable 3にはMRI所見の詳細な判定基準がまとめてあります。NEJM論文にはそこまで詳細な情報は記載されていませんが、レギュラトリー・サイエンスとしては当然の実践です。

さて、先ほどFDAのドキュメントのタイトルページから目次をお示ししましたが、同じページの右上にはwarnings and precautions(警告と予防措置)としてARIA(アミロイド関連画像異常)とinfusion related reaction(注入関連反応)の2つを取り上げて簡潔にまとめています。

この2つについてより詳しくFDAドキュメントを読んでみましょう。

ARIAの頻度については、症状のあるものが3%に起こり、その80%では症状が解消したということで、そのうち5人に1人は症状は改善しなかったことがわかります。つまり0・6%の人で、実数でいえば、患者さんに200人のうち6人に症状のあるARIAが起こり、そのうち1人から2人は症状が改善しないということになります。症状のないARIAは12%に認められました。ここで想像力を働かせて、自分がもしこの治療を受けるとした場合のリスクについて考えると、10人に1人以上にARIAが起こります。この頻度は処方情報つまり添付文書に指定される定期的なMRI検査データによるものと、実際に症状が起こって慌ててMRIを撮って得られたデータを合わせたものと考えられます。

レカネマブ投与による有害事象はNEJM論文によれば44・7％の人に起こります。定期MRI検査のほかにレカネマブ投与後に頭が痛いとか吐き気がするとか何らかの脳神経に関わる症状が出たら結局のところすぐにMRI検査をしなければならなくなることを意味しています。ここで、実際の臨床現場で何が起こるかを想像することができます。実はMRI検査は常に予約をとらなければなりません。レカネマブの点滴注射を打って家に帰った翌日に急に頭痛が起きたときに、それが夜中だったり休日だったりしたらどうすればよいのか想像してみて下さい。通常のレントゲン検査のように「さぁ、今からMRIでチェックしましょう」というわけにはいかないのです。

決して○％とかいう数字に惑わされてはなりません。

さて、ARIAというような一般には意味がよくわからないような用語はいわばまやかしとしか言いようがありません。実は、ARIAとは、脳浮腫と脳出血との画像上の所見なのです。ですから明白な臨床的病理、レカネマブによって引き起こされる医原性の病気です。実臨床としての対処は決まっています。

脳浮腫は10％、脳出血は6％、レカネマブ投与群で発生したと記載されています。

今1つ重要な指摘がFDA処方情報に記載されております。直径1センチ以上の脳出血像がレカネマブ投与群で1例認められ、さらに致死的な出血イベントもあったと記載されています。

死亡例については、サイエンス誌が報告した画像を観ることができます。

では、どのような人がARIAのリスクに見舞われるのか？

ＡＲＩＡに関して、ApoEε4遺伝子のキャリアではリスクが高いことがわかっています。冒頭でお示ししましたＮＥＪＭ論文で有害事象についてまとめられたTable 3を見るとHomozygotesではＡＲＩＡ-出血の頻度は39％でHeterozygotesの14％、Noncarrierの11・9％と比べて頻度が高いようですが、コントロールであるプラセボと比べてそれらの頻度はほぼ倍でした。

ただ、この表で見落としてはならないのは、ＡＲＩＡ-脳浮腫とＡＲＩＡ-脳出血とそれらが同時に発症する頻度は、レカネマブで8・2％、プラセボで1・0％あるという事実です。

いずれにせよ、医師は患者さんに対して、リスクについて説明する義務がありますので、ApoEε4遺伝子検査を事前にしなければならないことになります。このリスクは予見可能です。医師には法的に説明義務及び危険回避義務があり、インフォームド・コンセントの内容から外すことができません。臨床医であれば、すぐに気づくこととしてレカネマブには、副作用に脳出血があるとすれば、抗血小板薬や抗凝固薬を飲んでいる患者さんではどうしたらよいのかということになります。

ＦＤＡのドキュメントには、Concomitant antithrombotic medication and other risk factors for intracerebral hemorrhage（抗血栓薬の同時投与および他の脳出血に対するリスク因子）としてきちっと記載されています。

そもそも、ＦＤＡドキュメントのもととなっている臨床試験では、抗凝固薬を投与されている患者さんは除外されていましたが、抗血小板薬の投与については許容されていました。ほとんどはアスピリンだったようです。

したがって、抗凝固薬の投与についてはデータがありません。しかしながらこれも予見可能ですから抗凝固薬を同時に投与していて脳出血が起きた場合には医師の責任になってしまいます。

因みにこの臨床試験の選択規準、除外規準を逐一検討すれば、どのような患者さんを治療の対象とすれば安全か、あるいは効果が期待できるかについて理解することが可能です。

臨床試験におけるその他の除外規準として、FDA処方情報によれば、

• Prior cerebral hemorrhage greater than 1 cm in greatest diameter.

直径1センチを超える脳出血の既往

• More than 4 microhemorrhages.

4つ以上の微小脳出血

• Superficial siderosis.

脳表ヘモジデリン沈着症

• Evidence of vasogenic edema, cerebral contusion, aneurysm, vascular malformation, infective lesions, multiple lacunar infarcts or stroke involving a major vascular territory, severe small vessel or white matter disease.

迷走神経性浮腫、脳ヘルニア、脳動脈瘤、動静脈奇形、感染病変、多発性ラクナ梗塞または主動脈支配域を巻き込む脳卒中、重度の小血管／白質疾患

等々が挙げられており、レカネマブの投与にあたっては注意を要すると指示されています。すなわち事前にこれらは全て検査をしておかなければなりません。もちろん、これらの既往がある患者さん、併存疾患のある患者さんについて、レカネマブの投与がどれほどのリスクを伴うかは全く不明です。

つまり、レカネマブ投与にあたっては極めて精密な事前の検査が必要になります。除外しなければならない併存疾患について精査するためには単純ＭＲＩ撮影だけでは足りません。また抗血栓薬を投与されている場合には厄介です。多くの場合、それを止めることによって心筋梗塞や脳梗塞のリスクが高まりますから止めるわけにはいきません。そもそも最もアルツハイマー病の進行リスクの高いApoEε4陽性の人たちはＡＲＩＡが起こるリスクが高いことから除外しなければなりません。

これは本来なら優先的に治療の必要であろう人が治療できないというおかしなことになります。

さて、レカネマブを投与する段階でまた１つ問題があります。レカネマブはヒト化モノクローナル抗体で、静注しますから infusion- related reaction（注入関連反応）があります。先程のＮＥＪＭ論文によれば発生頻度は26・４％です。つまり４人に１人以上に投与に伴う反応が起きます。

症状としては発熱、悪寒、全身の痛み、関節痛、低血圧や、酸素飽和度の低下等々、が起こるわけです。したがって患者さんによっては、この反応防止のために予防投薬が必要になります。ＦＤＡの情報には、

Prophylactic treatment with antihistamines, acetaminophen, nonsteroidal anti-inflammatory drugs, or corticosteroids prior to future infusions may be considered.

（初回投与で注入関連反応が起こった患者には）抗ヒスタミン薬、アセトアミノフェン、非ステロイド性抗炎症薬、またはコルチコステロイドの予防投与を次の（レカネマブ）点滴からは考慮する）とありますがこの反応は半数の人に起きますから、実地診療では結局、一か八かではなく事前投薬をすることになります。

さて、レカネマブ第Ⅲ相試験論文とFDAドキュメントを見て、見落とせない重要な有害事象について極めて簡単に述べてきましたが、このスライドと次のスライドに、レカネマブを投与するにあたって実臨床で問題となる事柄10項目を列挙しました。

1．Aβ PET検査を行って陽性の場合に適応
2．2週間に1回、1時間の点滴注射
3．MRI検査：投与前と、5回目7回目14回目の点滴前
→既往症や併存症についてAリスクの慎重な評価が求められる。
4．予防投薬が必要、注入関連反応が4人に1人以上の割合で起こる
5．MRI検査でARIAが認められた場合に3段階評価を行って投与中止か継続か意思決定が求められる
6．ARIAの頻度は
・症状を伴うARIA↓3％

・無症状のＡＲＩＡ↓12％
・ＡＲＩＡ-浮腫10％
・ＡＲＩＡ-出血６％
7．ApoEε4 の遺伝子検査を行ってリスク判定が必要
8．抗血栓薬／抗血小板薬の投与は悩ましい
9．いつまで治療を続けるべきか？　他の持続期間はどれぐらいか？　不明である
10．長期間の効果もＭＣＩからＡＤに進行する割合が減るのかどうかは不明

実臨床の立場からは他にも懸念事項がいくつもあるでしょうが、ここまでにしておきましょう。

では、問題のＡＲＩＡアミロイド関連画像異常とは何か？

サイエンス誌は２０２２年12月21日に衝撃的な記事を掲載しました。

臨床試験に参加した79歳のフロリダの女性のケースです。

記事のタイトルは、
Scientist tie third clinical trial death to experimental Alzheimer's drug
(科学者は３番目の臨床試験死亡例を実験的アルツハイマー病薬に結びつけた)

です。

スライドに示しますのが、サイエンス誌に掲載された、死亡された患者さんのレカネマブ投与前と

後の、脳のＭＲＩ画像です。脳の浮腫がレカネマブ投与前と後を比べると明らかです。次の画像で矢印のところが出血巣です。

レカネマブ投与後に出血巣が多発している所見が認められます。

引き続きサイエンス誌は、２０２２年12月30日に、Revised clinical trial for Alzheimer's antibody warned of fatal brain bleeds（アルツハイマー病抗体の修正臨床試験は致死的脳出血を警告する）と題して、レカネマブによる脳出血の病理プロセスに関わる重要な脳血管の免疫蛍光染色所見を画像として示し、脳アミロイドアンギオパチーのあるアルツハイマー病患者においては血管の平滑筋がアミロイド沈着で置き換わり（赤）――レカネマブを抗血栓薬と併用しているときに特に脳出血に脆弱である、と記しています。

さらに、今年２０２３年の4月13日には、同誌は、臨床試験参加者の剖検及び脳検査がアルツハイマー病薬の恐怖を募らせる、と題してフロリダの79歳女性の脳の免疫蛍光染色による決定的な脳出血を導く病理プロセスの証拠写真を突きつけました。蛍光染色組織像の写真について、新規アルツハイマー病薬投与後に死亡した女性の脳は、アミロイドが血管を裏打ちし（オレンジ）血管が破れ出血している部位（黄緑）を示す、と説明しています。

以上、レカネマブの副作用として何が起こるかざっと見てきましたが、いったい、この薬は臨床的にどのような意義があるのでしょうか？

２０２２年12月３日号のランセット誌の論説には、これまで私が述べてきたことがらを極めて明快

に簡潔にまとめ、さらにこの薬の効果の臨床的な意義について、
「……CDR-SBの18ポイントスケールにおける0・45ポイントの差は臨床的に意味がないかもしれない。2019年の研究ではCDR-SBについて最小の重要な差としては、軽度認知障害でアルツハイマー病因が推定される患者に対しては0・98、軽度アルツハイマー病の患者に対しては1・63と示唆されている」と疑問を投げかけています。

さて、薬について、有効性と安全性、言い換えれば、便益とリスクのバランスについて論ずるべきところに来ました。議論にあたっては参考として優れた教科書をひもときましょう。

全世界で最も広く読まれている、全科の最新の医学知識を網羅する、100年を超える歴史のある『MSDマニュアル』の臨床薬理学の当該章「薬物の効力と安全性」の冒頭部分に、
「言うまでもなく、薬剤の投与(または何らかの治療)は、患者の便益になる場合にのみ行うべきである。便益は、望ましい結果を生む薬物の能力(効力)並びに有害作用(安全性)の種類および可能性の両方が考慮される。費用また一般的に便益とのバランスが取られる」とあり、続いて、効力(efficacy)と有効性(effectiveness)について具体的に詳しく説明されています。

効力とはある効果(例、血圧を低下させる)を生じる薬物の能力である。

有効性(effectiveness)とは、ある薬物が現実の状況でどれほどの結果をもたらすかという点で効力(efficacy)と異なる。

改めてNEJMの論文とFDA処方情報を注意深く見ると、ともに、レカネマブについて、efficacy(効力)という言葉しか用いておりません。この用語法は極めて重要な意味を持っています。ともすると、日本語の有効性とか有効という言葉は厳格に定義されずに用いられているために非常にミスリーディングです。あえてここで申し上げたいのはレカネマブについては、厳密な意味での有効性は立証されていないということです。まして、有益性についてはおそらくネガティブです。

ここで薬物療法について、医療の実践の立場から以下の3つの箴言を心に刻んでおくことは、患者さんにとっては副作用被害から身を守るために、医師とっては医薬品適正使用のために、また行政においてはレギュラトリー・サイエンスの正しい実践すなわち副作用被害拡大を防ぐために役に立つでしょう。

1. すべての薬物は体にとって異物である
2. 副作用のない薬はない
3. リスクは便益よりも重んじられなければならない

まとめに先立って、私は医師の心得として改めて「ヒポクラテスの誓い」をここに提示したいと思います。

「私はそれらの薬を私の最大の能力と判断によって私の患者を益するために用いる、そして彼らを害することも不当な扱いもしない。ましてたとえそのように依頼されても誰にも毒を与えるようなことはしないし、そのような経過をほのめかすようなこともしない」

近代に入り、日本と米国で全く同時代に生きた2人の偉大な医師の言葉を紹介しましょう。

大日本帝国の海軍軍医総監であり、東京慈恵会医大を創設した高木兼寛先生は、病気を見ずして病人を見よ、と教えられました。

近代医学教育を確立した偉大な内科医で、カナダのマギル大学、米国のペンシルベニア大学、ジョンズ・ホプキンス大学、英国のオックスフォード大学などで教鞭をとった、ウィリアム・オスラー先生は、The good physician treats the disease, the great physician treats the patient who has the disease.（良い医師は病気を治療し、偉大な医師は患者を治療する）と教えられました。

要するに、医聖ヒポクラテス以来、我々の先人たちは、「患者さんの日常生活を破壊してはならない」を医療倫理として患者さんに接してきたのであります。

最後に、スペイン生まれの米国の哲学者サンタヤーナの言葉で締めくくりたいと思います。

Those who cannot remember the past are condemned to repeat it.

（過去を記憶できない者は、過去を繰り返すよう運命づけられている）

以て銘すべし。薬害を繰り返してはなりません。

おわりに

本書は、京都大学医学研究科にわが国に初めて設置された薬剤疫学教室の初代教授であった私のこの分野に係る学術上の集大成を意識してしたためたことは、その通りである。しかしながら、この書で扱う内容は、薬剤疫学(私の定義によれば、医薬品の適正使用と副作用被害拡大防止の科学、言い換えれば、薬害防止の科学にとどまるものではなく、医薬品開発において避けて通れない科学上の課題そのものの解決をも求めざるをえなくなるもの)のみならず、時を経るにしたがって、むしろ科学そのもののあり方、人間による技術の管理、さらには個人の権利と公共の福祉という日本国憲法および民主主義の根幹にかかる重大命題に踏み込むモメントを持つ、突き詰めて考えを深めるならば、おそらくは人間社会の究極の矛盾に対峙せざるをえなくなる性質のものである。

「ワクチン」接種による被害に対する人々の対応、マスコミの扱い、政府・厚労省の姿勢、態度、何よりも学術界、医学界の動向を見るにつけ、私は現在のこの状況は歴史的に、深刻な医学の危機、科学の危機、民主主義の危機と認識せざるを得ない。

ならば、私は自らの命を削ってでも、この書は完成させなければならない。私の医師として科学者として、否、戦後日本民主主義の中で育ち、人生を生きた人間としてのレゾンデートルに他ならないと、魂の底から自覚せざるを得ない。

どこまで書ききれるか？　まだ見えないものもあった。哲学的においそれと解決できる問題ではなかった。個人の自由と権利、そして公共の福祉、その衝突する2つの概念は極限において客観的に測ることができるものではないからである。この問題に踏み込むことは、結局踏み込まざるを得ないことになるのであろうが、何らかの折り合いをつけなければならぬ。さもなければ、我々はどうしようもない闇に陥るしかないのだ。それは私に課せられた課題であり、自身の能力への試練に違いなかった。

しかしながら、この問題は、科学的に解くことができないとすれば、人間の生きていく上で納得できる論理的矛盾がない形で解決しなければならない。

答えは、極めて単純なところにある。

つまり、科学はまだ未熟であり、人の健康上の問題に対して、現時点ではまだ解決できないことに突き当たった場合に、人は自然については、結局その力に従わざるを得ないという、現時点までは疑問を差し挟むことができない厳然たる事実である。

平たく言えば、病気に罹る人は罹るし、罹らない人は罹らないのである。現代医学で治療しても死ぬ人は死ぬのである。これは運命論でもなく、ただの事実である。

現代において、あたかも科学は万能の神のごとく崇められ、口に出す出さないにかかわらず、科学の名のもとに様々な場面で意思決定がなされて事が進む状況は〝科学という名の信仰〟あえて言えば、妄信に現代人は陥っているのではないか？　エルヴィン・シュレディンガーは、その著、『科学と人間性』の中で、オルテガ・イ・ガセットの名著『大衆の反逆』を引用しつつ、現代社会における科学者の責任と使命を厳しく問うている。

Messenger RNA 脂質ナノ粒子製剤を「ワクチン」と称して、臨床的意思決定の核心である「対リスク利益比」についておよそ信じがたいほど安易に「利益がリスクに勝る」と言い、その定義はもとより実証困難な謳い文句のもとに、国民を「ワクチン」接種に扇動した挙句に、幾万人を超える国民にかくも甚大なる健康被害を起こした事実は拭い去ることができない人類医学史上最悪の惨禍である。百歩譲って、これを集団における利益と言うのならば、私は日本国憲法にかけて、それはコロナ便乗「ワクチン」ファシズムであると断じる。ファシズムの芽はそれに気づいた瞬間に潰さなければならない。ワイマール共和国憲法、当時、最も民主的な憲法制度のもとにヒトラーが政権を握ったことを忘れてはならない。

日本国憲法第三章　国民の権利及び義務　第十二条　この憲法が国民に保障する自由及び権利は、国民の不断の努力によつて、これを保持しなければならない。又、国民は、これを濫用してはならないのであつて、常に公共の福祉のためにこれを利用する責任を負ふ。

私は繰り返し繰り返し繰り返しこの第十二条を読んだ。そうして、ようやく気づいた結論こそ、「ワクチン」接種による健康被害者は、国の定めた法と制度に基づいて〝救済申請を出さねばならない〟であった。そうすることこそが、国民一人一人がなすべき〝不断の努力〟であり、〝公共の福祉のためにこれを利用する責任〟を果たすことにほかならないのであると。

人間に投与するには、信じがたいほど未熟な開発段階で、Messenger RNA 脂質ナノ粒子製剤を「ワクチン」と称してほぼ全人類を巻き込んだ未曽有の人体実験から我々は学ぶべきこと全てを学びとらなければならない。そしてそこから新たな知恵を絞り出し、新しい希望を生み出さなければ、「ワクチン」接種によるおびただしい数の死亡者、そのご遺族、日本だけでも数万人を超える数の健康被害者は永遠に救われないであろう。この惨禍は、愚かしくも〝科学という名の信仰〟にはまってしまった人類の歴史的な不幸であり、人類の未来を暗示するものである。

科学・技術立国とは何か？

まず問わなければならない。
何のための科学か？
何のための技術か？
それは、人々の幸福のためではないのか？
立ち止まって考えたことがあったのか？

いったい科学と技術は何をもたらしたのか？

人々は幸福になったのか？

本当に豊かになったのか？

なぜしょっちゅうどこかで戦争をしていなければならないのか？

どうしてそれに、科学・技術が動員されるのか？


科学者は何のために研究を行い、政府は何のために技術革新だ、イノベーションだと次々と予算を投入してきたのか？

いったいその予算は何をもたらしたのか？


われわれは、立ち止まってほんとに冷静に考えてみる必要がある。一つの技術によってもたらされる悲惨に目を瞑るもの、目をそらせる者は、次の犠牲の予備軍に他ならない。

科学の成果を冷徹に評価して、その成果を万人の幸福、真に社会のためになるように活用するのは今ここに生きる私たちの責任である。

謝　辞

本書をまとめるにあたって、お世話になった方々に心から謝辞を述べたい。

まず本書をまとめるきっかけを作って下さった岩波書店の山下由里子氏、ならびに原稿すべてに目を通して綿密にチェック下さった株式会社ＭＣＬ平井由里子氏に御礼を申し上げたい。

常に私と共に活動してくれた藤井成俊弁護士、ならびに一般財団法人ＬＨＳ研究所開発事業部長菊池貴幸氏にも御礼を述べたい。

そして何よりも「ワクチン」接種の被害にあわれて、私に率直に相談を求められ、資料を提供くださった患者さん、ご家族、ご遺族の皆様の強い思いに突き動かされてここまで来たことを率直に申し上げておかねばならない。

２０２４年麦秋　福島雅典

福島雅典
医学博士，京都大学名誉教授，大阪大学招聘教授．1973年名古屋大学医学部を卒業後，京都大学大学院，1976年浜松医科大学助手，1978年愛知県がんセンター病院内科医長を経て，2000年京都大学大学院医学研究科薬剤疫学教授に就任，以後京都大学医学部附属病院探索医療センター検証部教授，同外来化学療法部部長，公益財団法人神戸医療産業都市推進機構医療イノベーション推進センター(TRI)センター長を歴任．2021年より一般財団法人LHS(ラーニングヘルスソサエティー)研究所代表理事．過去40年にわたって，数百の臨床試験，臨床研究，治験の企画運営管理指導に関わり，英文臨床論文は数百を数える．専門は，トランスレーショナルリサーチ，腫瘍内科学，臨床科学．
著作等に，「MSD マニュアル プロフェッショナル版 日本語版」(総監修監訳責任)，「米国 NCI PDQ 日本語版」(総監修監訳責任)，「NCCN ガイドライン 日本語版」(総監修)，『疾病征圧への道』(単著，上下巻)(創英社／三省堂刊，2019年)，『再生医療原論』(編著)(医療イノベーション推進センター，2020年)．

科学という名の信仰　新型コロナ「ワクチン」政策を問う

2024年10月16日　第1刷発行
2024年11月25日　第2刷発行

著　者　福島雅典《ふくしままさのり》

発行者　坂本政謙

発行所　株式会社 岩波書店
〒101-8002 東京都千代田区一ツ橋 2-5-5
電話案内 03-5210-4000
https://www.iwanami.co.jp/

印刷・精興社　製本・松岳社

ISBN 978-4-00-061660-7　　Printed in Japan